Gestão dos serviços de saúde:
uma visão setorial sobre
contratos, convênios, riscos
e pessoas

O selo DIALÓGICA da Editora InterSaberes faz referência às publicações que privilegiam uma linguagem na qual o autor dialoga com o leitor por meio de recursos textuais e visuais, o que torna o conteúdo muito mais dinâmico. São livros que criam um ambiente de interação com o leitor – seu universo cultural, social e de elaboração de conhecimentos –, possibilitando um real processo de interlocução para que a comunicação se efetive.

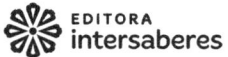

Gestão dos serviços de saúde: uma visão setorial sobre contratos, convênios, riscos e pessoas

Lourival Scheidweiler

EDITORA intersaberes

Rua Clara Vendramin, 58 . Mossunguê . CEP 81200-170
Curitiba . PR . Brasil . Fone: (41) 2106-4170
www.intersaberes.com . editora@editoraintersaberes.com.br

Conselho editorial
Dr. Ivo José Both (presidente)
Dr.ª Elena Godoy
Dr. Neri dos Santos
Dr. Ulf Gregor Baranow

Editora-chefe
Lindsay Azambuja

Supervisora editorial
Ariadne Nunes Wenger

Analista editorial
Ariel Martins

Preparação de originais
Belaprosa Comunicação Corporativa e Educação

Edição de texto
Olívia Lucena
Arte e Texto
Natasha Saboredo

Capa
Charles L. da Silva (*design*)
REDPIXEL.PL/Shutterstock (imagem)

Projeto gráfico
Charles L. da Silva (*design*)
MSSA/Shutterstock (imagem)

Diagramação
LAB Prodigital

Equipe de *design*
Iná Trigo
Charles Leonardo da Silva

Iconografia
Célia Regina Tartalia e Silva
Regina Claudia Cruz Prestes

Dados Internacionais de Catalogação na Publicação (CIP)
(Câmara Brasileira do Livro, SP, Brasil)

Scheidweiler, Lourival
    Gestão dos serviços de saúde: uma visão setorial sobre contratos, convênios, riscos e pessoas/Lourival Scheidweiler. Curitiba: InterSaberes, 2019. (Série Princípios da Gestão Hospitalar)

    Bibliografia.
    ISBN 978-85-227-0030-1

    1. Contratos – Brasil 2. Hospitais – Administração 3. Planos de saúde 4. Serviços de saúde – Administração 5. SUS (Sistema Único de Saúde) I. Título. II. Série.

19-25596   CDD-362.1

Índices para catálogo sistemático:
1. Serviços de saúde: Administração   362.1

Cibele Maria Dias – Bibliotecária – CRB-8/9427

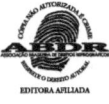

1ª edição, 2019.
Foi feito o depósito legal.

Informamos que é de inteira responsabilidade do autor a emissão de conceitos.

Nenhuma parte desta publicação poderá ser reproduzida por qualquer meio ou forma sem a prévia autorização da Editora InterSaberes.

A violação dos direitos autorais é crime estabelecido na Lei n. 9.610/1998 e punido pelo art. 184 do Código Penal.

Sumário

11 *Apresentação*
13 *Como aproveitar ao máximo este livro*

Capítulo 1
17 **Estudos dos riscos relativos às pessoas e ao patrimônio**
24 1.1 Os riscos e a era do conhecimento
31 1.2 Sobre a gestão do risco
37 1.3 Aspectos comportamentais e sua influência na gestão do risco

Capítulo 2
47 **Seguro-saúde e Previdenciário: normas reguladoras e mecanismos de controle**
50 2.1 Um breve histórico sobre a assistência social
53 2.2 Da assistência social para a seguridade social: legislação e problemas de gestão
59 2.3 Da seguridade social ao seguro-saúde
65 2.4 Considerações sobre o seguro-saúde no Brasil
72 2.5 As bases legais que permeiam o Sistema Único de Saúde (SUS)
77 2.6 Vantagens e desvantagens do Sistema Único de Saúde (SUS)
83 2.7 Considerações sobre a Emenda Constitucional n. 29, de 13 de setembro de 2000
86 2.8 Análise das principais inovações trazidas pela LC n. 141, de 13 de janeiro de 2012, que regulamentou a EC n. 29/2000

Capítulo 3

95 Saúde suplementar e planos de saúde: normas reguladoras e mecanismos de controle

97   3.1 O surgimento da saúde complementar e dos planos de saúde no Brasil

101   3.2 A regulação do sistema de saúde privado no Brasil

107   3.3 As questões de ordem socioeconômica e a abrangência dos planos de saúde

113   3.4 Os planos de saúde e seus mecanismos de controle

Capítulo 4

123 Aspectos técnicos atuariais e de gestão para contratos e convênios

127   4.1 Características que diferem os convênios e os contratos

134   4.2 Histórico, aspectos diversos e conceitos que envolvem o cálculo atuarial

143   4.3 A complexidade da ciência atuarial no âmbito do Sistema Único de Saúde (SUS)

150   4.4 A aplicabilidade da ciência atuarial na saúde suplementar (planos de saúde)

Capítulo 5

165 Contratualização de serviços prestados ao Sistema Único de Saúde (SUS)

169   5.1 Vantagens da contratualização com o SUS

172   5.2 Desvantagens da contratualização com o SUS

178   5.3 O papel dos hospitais universitários no processo de contratualização com o SUS

Capítulo 6
201 **Gerência de serviços de atendimento vinculados ao Sistema Único de Saúde (SUS)**
204   6.1 A gestão como premissa para os resultados em qualquer organização
210   6.2 A relevância da gestão estratégica de pessoas para a implantação de serviços de saúde
214   6.3 O processo de implantação dos serviços do SUS
217   6.4 A gestão das unidades de saúde e seu processo
225   6.5 As Secretarias Municipais de Saúde e seus problemas com a gestão

243   *Estudo de caso*
257   *Para concluir...*
259   *Lista de siglas*
261   *Referências*
273   *Respostas*
275   *Sobre o autor*

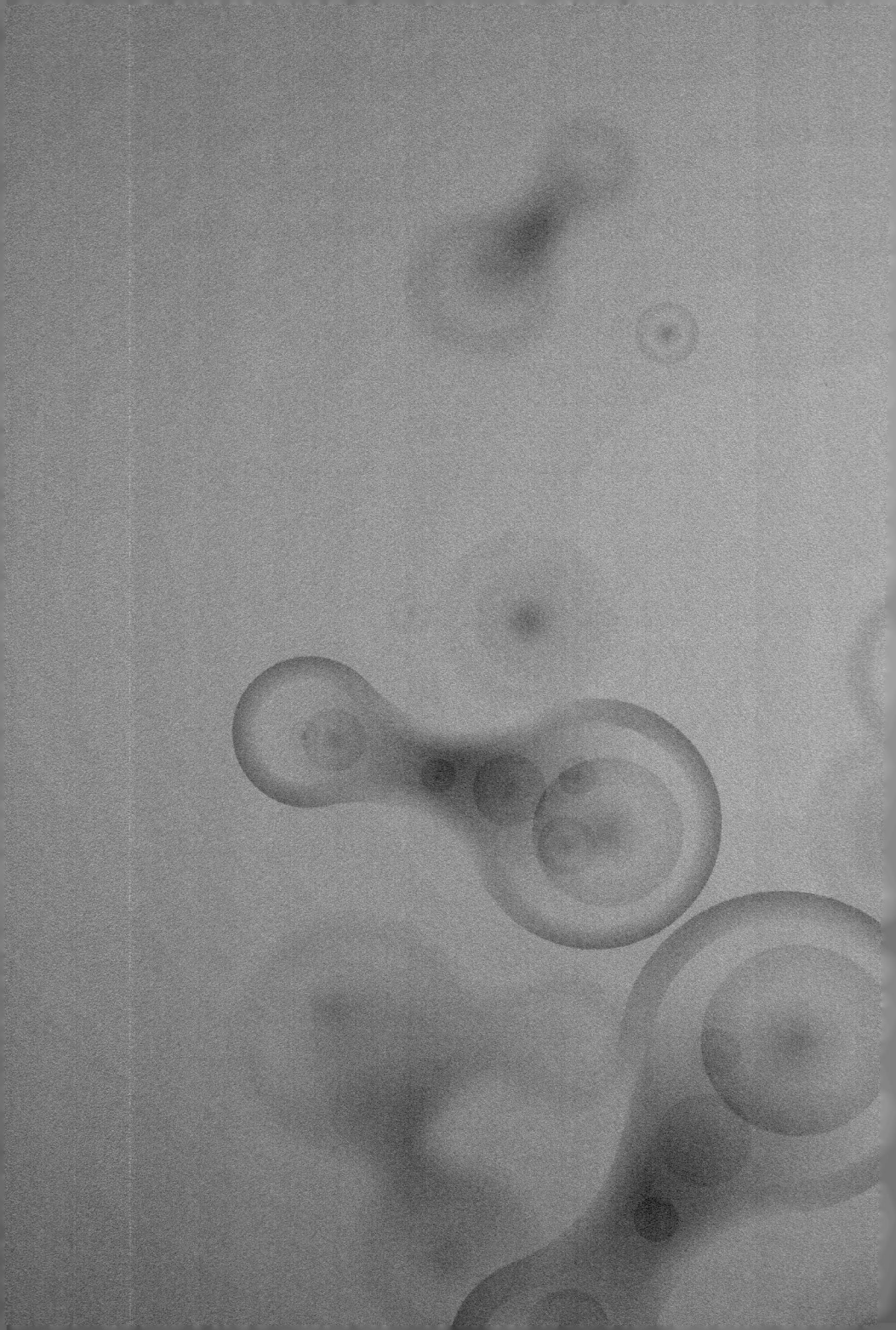

Aos meus filhos, Cintya, Claudia e Daniel, e à minha esposa, Jeane, que sempre foram os grandes incentivadores dos meus trabalhos e produções intelectuais.

Aos meus mestres e amigos, que sempre estimularam a minha capacidade de raciocínio e discernimento nos trabalhos que desenvolvemos em conjunto.

Aos meus alunos, que sempre foram partilhadores dos seus conhecimentos e com os quais, numa simbiose quase que perfeita, desenvolvemos essa relação de parceria.

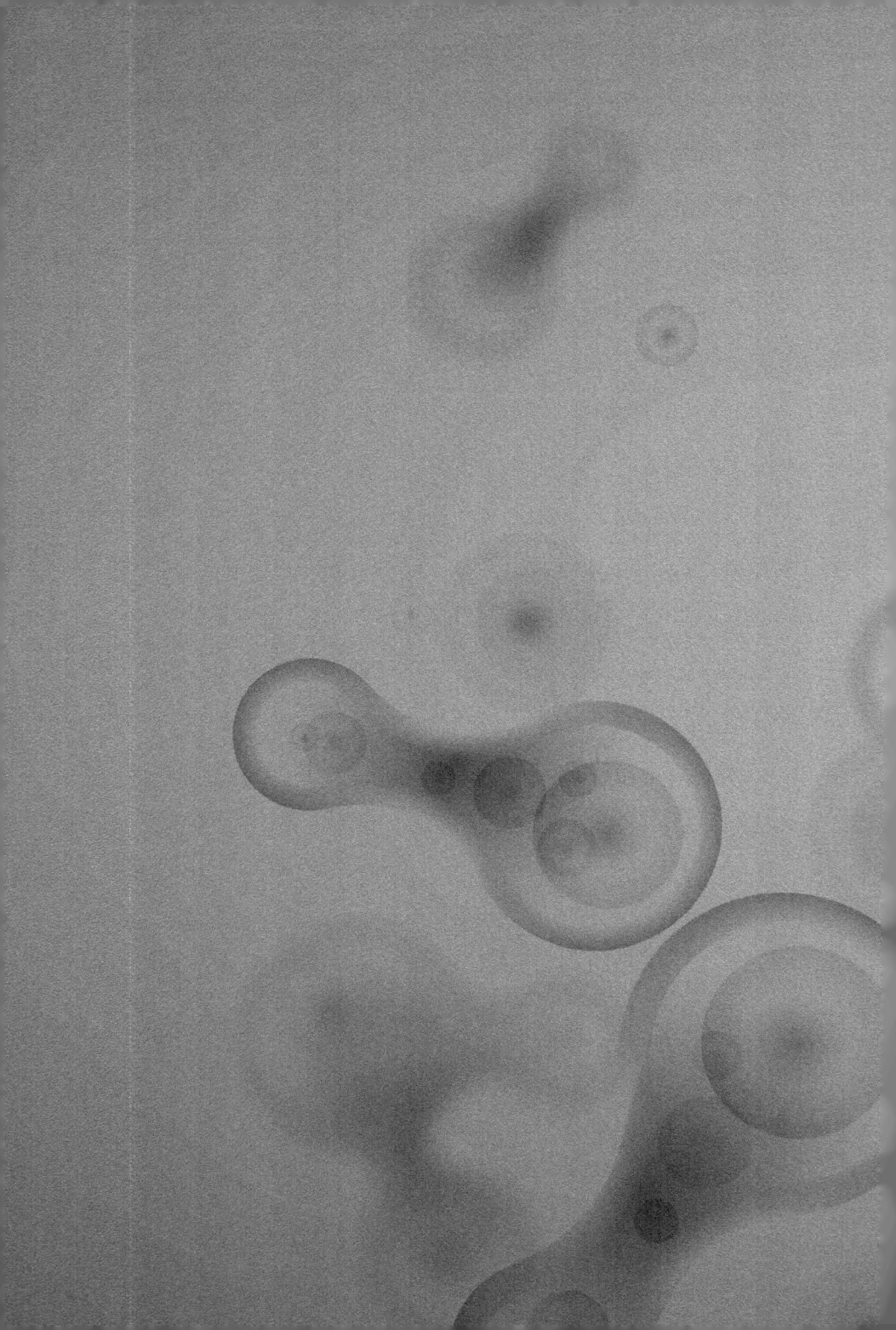

Apresentação

O conteúdo deste livro permite uma visão ampla e detalhada dos vários aspectos de gestão hospitalar e de organizações da saúde, quer no setor público, quer no privado. O texto foi produzido tendo como base a legislação vigente tanto em relação ao sistema público de saúde quanto àquele que norteia o sistema de saúde suplementar. O foco está baseado principalmente no alto grau de complexidade de que se reveste a gestão dessas instituições. Trata-se de uma forma de gestão que difere sensivelmente da praticada em organizações diversas no mercado, mas os conceitos são praticamente os mesmos, aumentados os diversos fatores complicadores, dada a diversidade apresentada pela rotina diária de hospitais, clínicas, laboratórios, ambulatórios, unidades de saúde e demais órgãos ligados ao setor.

A presente obra objetiva fornecer uma ampla visão do tema e o ferramental necessário no afã de proporcionar o melhor assessoramento possível àqueles que desejam se dedicar à gestão de serviços de saúde.

Nos primeiros capítulos, são apresentados riscos que todo tipo de contratualização enseja aos que estabelecem vínculos com terceiros, pessoas físicas ou jurídicas, especialmente no âmbito das organizações da saúde. Ainda que tais vínculos se deem de forma temporária e que os participantes da relação contratual sejam organizações de ilibada idoneidade moral, os riscos sempre estarão presentes.

De igual maneira, a obra fornece ampla visão sobre a legislação da saúde no Brasil, tanto sob a ótica dos sistemas públicos, representados pelo Sistema Único de Saúde (SUS), quanto dos privados, dos quais fazem parte as diversas operadoras e planos de saúde hoje em vigor no país.

No livro, apresentamos e analisamos ainda os aspectos atuariais que necessitam permear as ações dos planos e das operadoras de saúde, estabelecendo uma relação direta entre riscos e operações nessa área, volume de negócios que trazem a viabilidade às operadoras de saúde, entre outros elementos que precisam ser considerados nesse tipo de organização. Foca também as formas de gestão e os modelos que devem ser adotados principalmente em função das grandes dificuldades hoje impostas especialmente aos hospitais conveniados ao SUS ou, até mesmo, àqueles parcial ou totalmente dedicados ao sistema de saúde privado.

Gestão dos serviços de saúde: uma visão setorial de contratos, convênios, riscos e pessoas demonstra ainda os efeitos benéficos da boa gestão e das boas práticas. Por meio de um estudo de caso real, você perceberá que mesmo organizações que dependam largamente e em percentual elevado dos sistemas públicos de saúde conseguem ainda viabilizar a organização.

Como aproveitar ao máximo este livro

Este livro traz alguns recursos que visam enriquecer o seu aprendizado, facilitar a compreensão dos conteúdos e tornar a leitura mais dinâmica. São ferramentas projetadas de acordo com a natureza dos temas que vamos examinar. Veja a seguir como esses recursos se encontram distribuídos no decorrer desta obra.

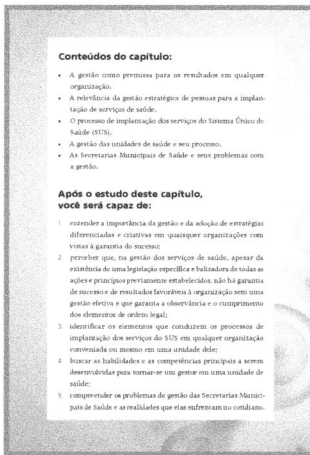

Conteúdos do capítulo:

Logo na abertura do capítulo, você fica conhecendo os conteúdos que nele serão abordados.

Após o estudo deste capítulo, você será capaz de:

Você também é informado a respeito das competências que irá desenvolver e dos conhecimentos que irá adquirir com o estudo do capítulo.

Importante!

Algumas das informações mais importantes da obra aparecem nestes boxes. Aproveite para fazer sua reflexão sobre os conteúdos apresentados.

Síntese

Você dispõe, ao final do capítulo, de uma síntese que traz os principais conceitos nele abordados.

Questões para revisão

Com estas atividades, você tem a possibilidade de rever os principais conceitos analisados. Ao final do livro, o autor disponibiliza as respostas às questões a fim de que você possa verificar como está sua aprendizagem.

Questões para reflexão

Nesta seção, a proposta é levá-lo a refletir criticamente sobre alguns assuntos e trocar ideias e experiências com seus pares.

Para saber mais

Você pode consultar as obras indicadas nesta seção para aprofundar sua aprendizagem.

Estudo de caso

Esta seção traz ao seu conhecimento situações que vão aproximar os conteúdos estudados de sua prática profissional.

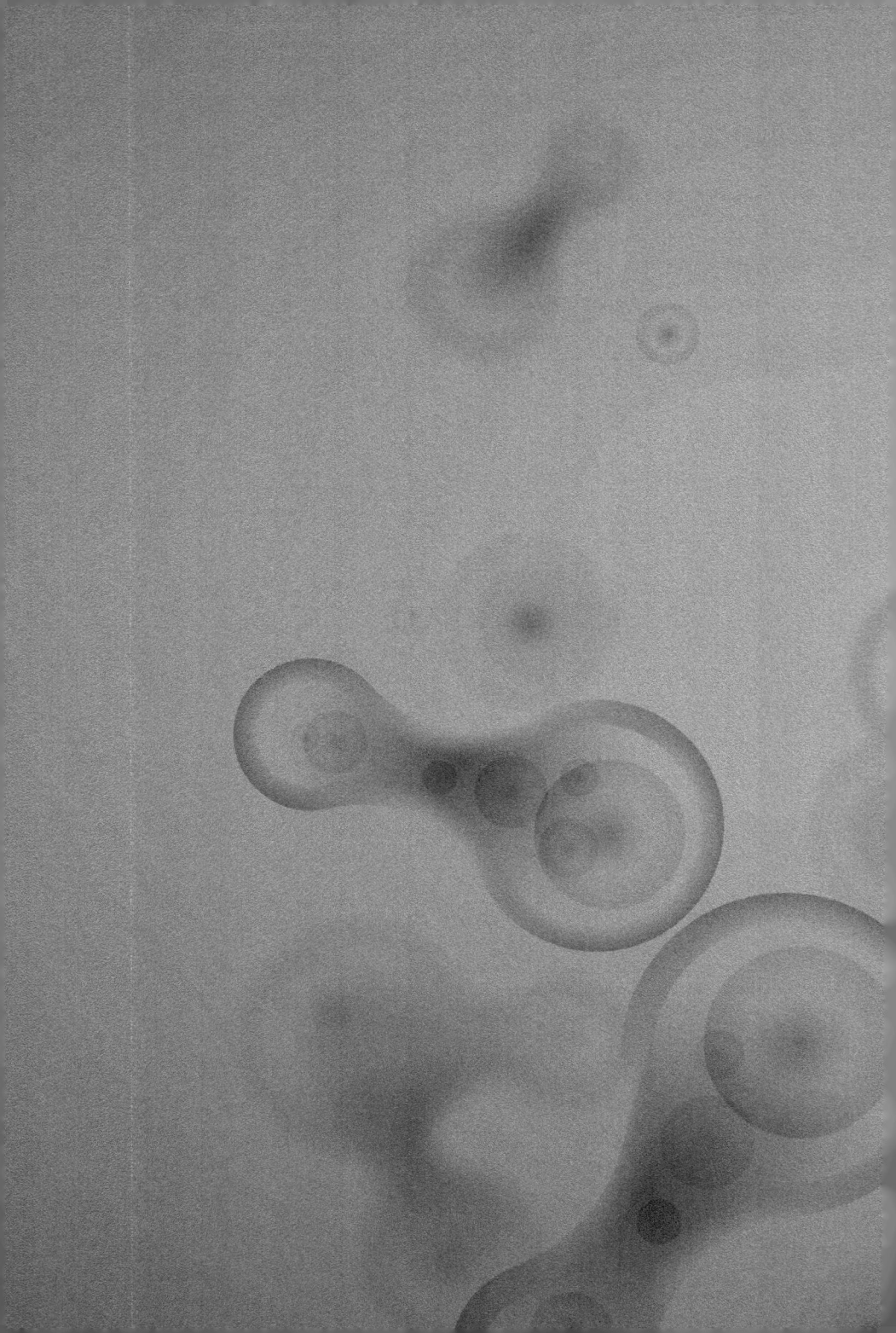

Capítulo 1
Estudos dos riscos relativos às pessoas e ao patrimônio

Conteúdos do capítulo:

- Os riscos e a era do conhecimento.
- Um olhar sobre a gestão do risco.
- Aspectos comportamentais e sua influência na gestão do risco.

Após o estudo deste capítulo, você será capaz de:

1. compreender o significado do risco na área de gestão de qualquer organização;
2. relacionar os riscos que envolvem as atividades da gestão hospitalar;
3. conceber estratégias que possam ser aplicadas à gestão de modo a minimizar as exposições a possíveis riscos;
4. manter sempre apurada a capacidade de análise a riscos eventuais que possam ocorrer na gestão de serviços de saúde.

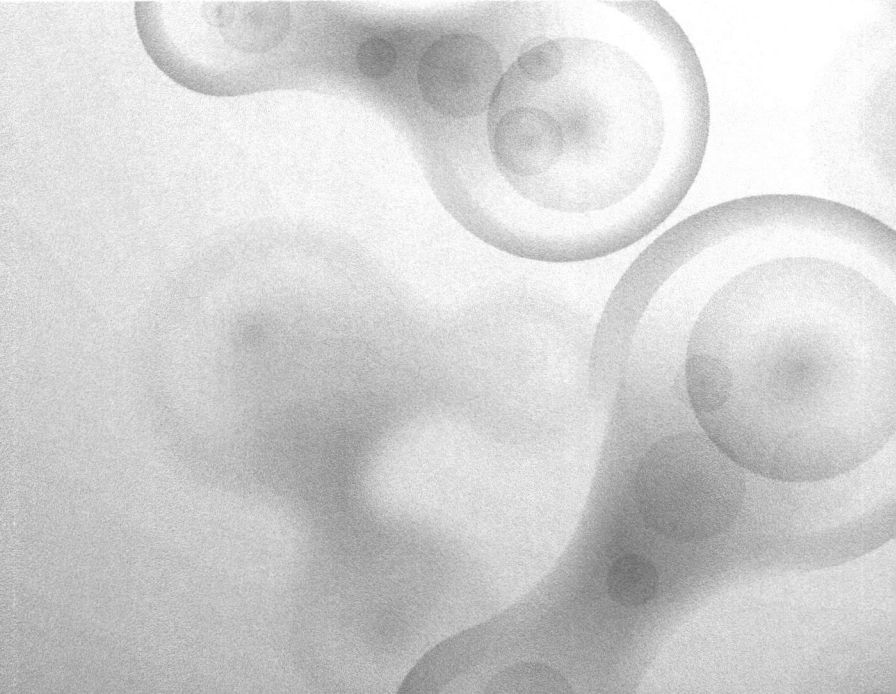

Visando à melhor compreensão do presente capítulo, focaremos alguns aspectos que julgamos importantes pelo seu caráter histórico e que nos ajudarão a entender e conceituar aquilo que efetivamente caracteriza o risco. Em seguida, faremos uma imersão, com detalhamento, na representatividade do tema para a área da saúde e sua respectiva gestão.

Desde os primórdios, o homem, voltado à própria sobrevivência, conviveu com situações tanto agradáveis – como sensação de prazer e satisfação, principalmente quando partia à procura de alimentos – quanto adversas, em virtude dos perigos que rondavam os caminhos para alcançar tal objetivo. Uma vez logrado o êxito, celebrava alegremente e daí em diante passava vários dias sem se expor a **riscos**, visto que a busca pela sobrevivência era, sem dúvida, a situação de maior perigo ao qual se expunha cada vez que deixava o conforto do seu hábitat no afã de prospectar novas fontes e oportunidades que garantissem os meios de subsistência por mais um tempo.

Conforme evoluía, o ser humano tomava contato com outras possibilidades que, lenta e gradualmente, minimizavam sua exposição a riscos. Transportando-nos para a época dos antigos impérios, como os que prosperaram no antigo Egito e floresceram na Roma e na Grécia antigas, vamos nos deparar com situações em que, em favor de uma classe privilegiada, aqueles que nasciam fora das castas mais abastadas ou da nobreza eram escravizados e submetidos a trabalhos forçados. Tal fato aumentava e expunha esses indivíduos a condições extremamente adversas, nas quais o risco era uma realidade fortemente presente a cada dia em que deixavam o conforto do seu lar para cumprir a dura jornada de trabalho.

Essa lide diária era geralmente dedicada à construção de gigantescas obras e monumentos para a glória de faraós e imperadores que reinavam naqueles tempos e ostentavam uma vida de aparência e opulência sem precedentes. Tratava-se de um trabalho caracterizado por um sistema de gestão eminentemente escravagista e voltado à pressão do ser humano, submetendo-o continuamente ao risco da própria integridade física e resultando, algumas vezes, em danos de caráter extremamente grave e em situações irreparáveis à saúde, quando não na perda da vida.

Felizmente, ainda que de maneira lenta e gradual, a evolução continuou acontecendo, e, para resumirmos um pouco a história, vamos nos transportar para o período que antecedeu a Revolução Industrial, a qual representou uma mudança significativa nos níveis e nas formas de trabalho daqueles tempos. Ela constituiu-se em um processo que teve início a partir do século XVIII na Inglaterra, produzindo inicialmente uma expressiva transformação no sistema econômico, social e político da época. Aos poucos, foi se espraiando e atingindo outros países, inclusive o Brasil.

Podemos dizer que a Revolução Industrial teve início em tempos memoráveis e constitui-se em um processo que continua acontecendo até a atualidade, na medida em que se percebe uma mudança constante nos processos empresariais. As práticas industriais se estenderam a todos os tipos de organizações, incluindo as hospitalares, as quais vêm adotando e se espelhando nas diversas formas de gestão adotadas pela indústria. Vejamos o exemplo do *lean manufacturing*, que hoje já se aplica à gestão de alguns hospitais. Trata-se de uma ferramenta de gestão aplicada diretamente à minimização dos riscos, buscando uma atividade mais enxuta, com menos desperdício de materiais e maior produtividade da atividade como um todo.

À época da Revolução Industrial tivemos avanços muito significativos, os quais marcaram essa importante passagem da forma de gestão artesanal de produção para o processo de industrialização mediante o advento da máquina a vapor. Tudo isso aconteceu como consequência do progresso industrial e tecnológico da época. As mudanças foram realizadas pelos pensadores mais proeminentes daquela sociedade, visando principalmente à concepção de novas formas de produção com aumento significativo da produtividade, fazendo crescer as oportunidades de maior oferta de bens, com maior regularidade nos preços, equilibrados com a procura verificada na época. O advento da Revolução Industrial marcou uma fase de intensa mudança e um processo migratório do antigo sistema artesanal para uma intensa industrialização com o uso das máquinas, em detrimento do trabalho braçal, o que, voltando-nos novamente ao enfoque do risco, representou um avanço importante para a época.

Após esse período, em 1949, o conhecimento do frade franciscano Luca Pacioli trouxe à tona o surgimento da ciência contábil na Itália, ao conceber o denominado *sistema das partidas dobradas*. Minimamente, trata-se do advento de pequenas atividades de transformação, mas que diminuíam a exposição do ser humano a riscos de maneira menos severa, amenizando assim os tempos difíceis que vieram desde a revolução urbana, que aconteceu quatro mil anos antes de Cristo, até a eclosão da Revolução Industrial.

Entretanto, quando o foco está voltado ao risco de pessoas e ao patrimônio, não podemos deixar de mencionar o elemento da rivalidade, que também sempre existiu entre os seres humanos. A competitividade e a busca da hegemonia no exercício de funções nas organizações, mediante o alcance de cargos e posições sociais de maior destaque, privilegiavam alguns indivíduos em detrimento de outros. Isso resultava em violência e atitudes de agressividade que, desvairadamente, desde os tempos bíblicos, levaram o homem à guerra e a batalhas de maior ou menor expressão com consequências por vezes catastróficas, submetendo o homem a situações severas em relação ao risco pessoal e de seu próprio patrimônio.

Não raro, o ser humano via-se privado do exercício de suas atividades devido às lesões provocadas por tais ocorrências nada agradáveis e que se constituíam em risco, cujas consequências privavam-no da capacidade e das condições para o trabalho numa época na qual eram parcos e pouco acessíveis os recursos assistenciais. De igual forma, ainda que os indivíduos não fossem acometidos de lesões graves pelas violentas formas de viver a vida daqueles tempos difíceis, a saúde ocupacional do trabalhador era um fator de risco já existente em virtude das pressões diárias.

O patrimônio também era submetido a riscos devido à falta de preparo dos indivíduos e às poucas ações preventivas implementadas. Catástrofes das mais variadas gamas promoviam o cessar da atividade produtiva, uma vez que os recursos materiais destruídos eram de difícil reposição. Da mesma forma, indivíduos lesionados eram privados do seu trabalho, pois, como geralmente eram os próprios provedores dos materiais de trabalho, ficavam praticamente sem os recursos para aquisição de novos equipamentos e construção de novas instalações, retardando assim sobremaneira a reconstrução da própria vida profissional.

Medidas preventivas ao risco – em tempos como os já mencionados e também em épocas como a Idade Média e até meados do século XIX – rareavam e, em alguns casos, eram fruto de mera improvisação e amadorismo. Isso fazia aumentar ainda mais a exposição das pessoas e do patrimônio aos perigos inerentes à época, o que, na maioria das circunstâncias, produzia efeitos devastadores na vida das pessoas, os quais se tornavam um fardo insuportável, principalmente em virtude da exiguidade de medidas preventivas e corretivas ao risco, que ainda não eram levadas em consideração e não representavam qualquer prioridade para os trabalhadores. Considere-se ainda que não existia uma legislação adequada e que proporcionasse a necessária proteção ao ser humano e ao seu patrimônio. Tal fato causava a consequente exposição a riscos que, por vezes, eram desconhecidos das pessoas.

> **Importante!**
>
> As pessoas são os entes mais importantes em uma organização. As equipes organizacionais deveriam exercer suas funções com uma atuação consciente, responsável e, sobretudo, comprometida com os objetivos estratégicos da empresa. Organizações, de modo geral, não possuem competências ou habilidades: estas são inerentes às pessoas, as quais constroem e desenvolvem habilidades, competências e a capacidade de diferenciar-se no mercado, atuando o máximo possível de maneira ética, correta e exemplar.
>
> Assim, é necessário levarmos em conta que pessoas são feitas de corpo e mente, que nem sempre se acham em perfeita harmonia. Uma vez psicologicamente ou fisicamente acometidos, os indivíduos cessam sua mobilização pela própria incapacidade às mínimas condições de trabalho. A observância de tais fatos e da própria legislação pertinente, acompanhada da orientação mais adequada possível para o portador de doença ocupacional ou de qualquer outra natureza, é de vital importância por parte dos gestores. A falta de afinação entre a condição de saúde e o trabalho proporcionam mal-estar e causam situações que fazem com que muitas pessoas em estado de perturbação mental ou física coloquem a empresa em riscos de diversas naturezas.

1.1 Os riscos e a era do conhecimento

Como vimos, a busca pelo conhecimento e a lenta e gradativa evolução da humanidade são fatores que proporcionaram um ambiente ideal à exposição aos riscos. Além disso, não existiam os meios adequados para que a situação pudesse ser controlada de maneira correta.

De acordo com Baraldi (2005, p. 13-14):

> *Os riscos empresariais são todos os eventos e expectativas de eventos que impedem a empresa e as pessoas da empresa de ganharem dinheiro e respeito. Os riscos empresariais podem levar a empresa à quebra e as pessoas da empresa ao olho da rua. Os riscos são elementos incertos e as expectativas que agem constantemente sobre os objetivos e metas, sobre os meios estratégicos e o ambiente e que provocam os desastres financeiros, até mesmo naturais e morais e, por consequência, se bem gerenciados, forçam a criatividade e fazem nascer as oportunidades.*

A questão do risco está sensivelmente atrelada aos investimentos financeiros, especialmente se tratando do Brasil, um país no qual vivemos sucessivas épocas de incertezas, principalmente devido a aspectos de ordem política e econômica, que acabam por inibir tais investimentos em virtude do fator risco. Dessa forma, o risco significa uma consequência que pode trazer vantagens e desvantagens em determinadas circunstâncias, dependendo da forma como forem gerenciadas.

Por essa razão, dirigentes empresariais, em especial nas áreas de gestão financeira e comercial, acercam-se de profissionais altamente especializados para trabalharem com a probabilística do risco, que pode ser fortuito em termos de resultado ou até mesmo fruto de erros estratégicos pelo exercício de má gestão, pela falta de habilidade, competência e visibilidade ou por não nos acercarmos dos elementos necessários que possam minimizar as situações que efetivamente rondam qualquer tipo de negócio, independentemente de nossa vontade.

Como bem sabemos, as incertezas fazem parte de qualquer tipo de organização ou negócio. Na área da saúde, principalmente em instituições privadas de planos de saúde suplementar e seguros de saúde, o risco é algo continuamente presente. Isso ocorre porque não há como prever com plena exatidão as consequências que advirão do fechamento de novos contratos individuais ou empresariais, os quais poderão redundar em uso mais constante do plano por parte dos usuários, cancelamentos eventuais e até mesmo demandas judiciais, dependendo das circunstâncias.

Existe uma máxima em gestão segundo a qual os riscos fazem parte de qualquer tipo de negócio. Todavia, se uma organização trabalhar com maior previsibilidade, utilizando-se de ferramentas como o planejamento estratégico, por exemplo, pode minimizar os efeitos nocivos que um risco traz às boas práticas na rotina diária. Nesse sentido, é necessário que boas estratégias sejam desenvolvidas e implementadas competentemente para minimizar esses efeitos na prática. Tratam-se dos denominados *riscos calculados*, isto é, baseados em probabilidades.

As decisões sobre correr riscos estão sempre baseadas em fatos e, principalmente, dados estatisticamente comprovados segundo o histórico de determinado segmento. Discernimento e boas práticas, aliados a uma boa dose de bom senso de responsabilidade nas ações, tendem a diminuir os riscos que alguns gestores costumam justificar quando se lançam em processos baseados única e exclusivamente na sorte. No gerenciamento de riscos, a sorte não é tudo. Experiência sempre conta mais. A competência de uma boa gestão é o que pode levar uma organização ao sucesso, ainda que enfrente alguns reveses que possam representar prejuízos pontuais aos quais esteja sujeita.

Para gestores mais comprometidos e que efetivamente se baseiam em históricos que possam conduzi-los a resultados mais favoráveis, as boas práticas demonstram preferência por situações que implicam risco moderado, desde que tenham alguma probabilidade de minimizar os riscos mediante o desenvolvimento das próprias competências e de influenciar o resultado por meio de suas habilidades e capacidades.

A gestão do risco realizada com sucesso certamente virá acompanhada por boas práticas, as quais têm conduzido iniciativas bem-sucedidas na maioria dos casos. Percebe-se em alguns gestores, todavia, um excesso de autoconfiança, por mais que sejam desconhecidas as consequências de algumas condutas em determinada área de negócio. Por isso, é de bom senso não ser excessivamente sonhador e ter o senso prático de não superestimar a própria capacidade e de não se basear em probabilidades de êxito extremamente desconhecidas. Gestores excessivamente autoconfiantes acabam se apoiando tão somente em fatos. No entanto, na medida em que estes sejam conhecidos, melhor será para o conjunto dos elementos que têm sob sua gestão minimizar os elementos que possam conduzir às diversas situações expostas a eventuais riscos.

O comprometimento também é algo que pode complementar os elementos já analisados, uma vez que indivíduos que agem com esse tipo de atitude trazem no bojo de sua personalidade uma capacidade visionária bastante significativa, não se expondo a riscos como meros aventureiros ou seres que abraçam qualquer tarefa rotineira que faça parte do seu cotidiano. Essa é uma prática que requer experiência e bom senso, atributos que jamais devem ser negligenciados nesse sistema de gerenciamento.

Iniciativa e busca de informações nos processos de tomada de decisão também favorecem sensivelmente a gestão do risco. Gestores perspicazes persistem naquilo que fazem, e quando erros acontecem – causando problemas na gestão de risco –, são os primeiros a aprender com eles, valendo-se mais de estratégias como planejamento estratégico e uma melhor forma de monitoramento de suas ações. Para tal, baseiam-se sempre em informações mais consistentes e maior capacidade de incremento da sua capacidade de visão do universo a ser considerado na iminência de riscos futuros.

Métodos de prevenção e proteção, bem como a autoeducação dos envolvidos na gestão, foram proporcionando melhora e conforto aos seres humanos. O próprio conhecimento do perigo que rondava os caminhos percorridos pelo homem – além do uso indevido de determinadas práticas no cotidiano e de certas ferramentas e materiais – levou ao princípio da evolução da atividade preventiva em saúde. Estudiosos de diversas especialidades da medicina, como o médico italiano Bernardino Ramazzini, considerado o pai da Medicina do Trabalho, deram importantes contribuições nesse campo com o objetivo de clarificar o conceito de prevenção dos problemas relacionados à saúde e à proteção ao patrimônio, para que estas evoluíssem de forma mais concreta. Dessa maneira, o ser humano passou a um estágio de maior conscientização acerca dos perigos e dos riscos, principalmente em relação aos acidentes de trabalho, exercendo um controle maior sobre tais ocorrências, uma vez que passou a conhecer de forma mais efetiva suas causas e efeitos, podendo assim desenvolver ações preventivas para que fossem evitados e minimizados.

Com a evolução do trabalho humano, surgiram também novas sistemáticas, sempre voltadas ao aumento da produção e da produtividade. Reportando-nos à época da Revolução Industrial, vamos observar uma exploração desvairada do ser humano, visando justamente ao aumento da atividade produtiva, o que submetia o trabalhador a sacrifícios extremos, como jornadas de trabalho estendidas e que duravam, muitas vezes, até 15 horas diárias. Em algumas ocasiões, os turnos de trabalho não só duravam demasiadamente e desafiavam a capacidade do trabalhador como também eram dobrados ou exercidos em sistemas de revezamento, o que acarretava problemas à saúde dele. Era um sistema de organização do trabalho que não contemplava o bem-estar humano; se, por um lado, visava ao aumento do processo produtivo, por outro, produzia, como consequência, as doenças ocupacionais que afastavam o trabalhador por longos períodos do ambiente laboral.

O advento do capitalismo mercantil, que teve sua expansão mais marcante no século XV, provocou profundas mudanças nas formas de fazer negócios, como o surgimento de uma espécie de burguesia constituída pelas famílias mais abastadas que dominavam determinadas áreas de negócios. Dessa maneira, os pequenos empreendimentos representados pelas pequenas oficinas artesanais, onde se concentravam os membros de determinada família, começaram a sucumbir em detrimento do surgimento de sociedades empresariais que contemplavam a comercialização e os negócios em larga escala.

O risco pessoal e o patrimonial foram agravados com o comércio que atravessava as fronteiras pelos oceanos. Surgiu, dessa forma, a figura do capitalista, beneficiado com a globalização dos negócios e que passou a se preocupar com a segurança do seu empreendimento. Era um indivíduo detentor de informações privilegiadas, as quais não eram compartilhadas com os trabalhadores da época. Veneza, para citarmos um exemplo, tornou-se um ponto de grande concentração de comércio. Ali foi criado, em 1436, o chamado *Arsenal de Veneza*, constituído por uma corporação industrial que abrigava por volta de dois mil operários. Mais adiante, em 1570, o risco para esses trabalhadores aumentou com o surgimento da indústria bélica naval, que preparava navios para combate. Esse tipo de indústria adotava uma metodologia de trabalho que mais tarde foi adaptada para a área automobilística por Henri Ford, fundador da Ford Motors, o qual implantou o sistema de produção em série.

Podemos imaginar os níveis de pressão sobre os empregados e os riscos de acidentes de trabalho a que eram submetidos. De igual maneira vale salientar que o risco de singrar os mares com tais embarcações, sujeitando-as a ataques de piratas e saqueadores, produzia baixas incalculáveis no patrimônio das empresas mercantis. Estas viam seus navios destruídos da noite para o dia e, na maioria das vezes, perdiam tripulações inteiras em combates e saques cada vez mais frequentes naqueles tempos incertos.

O poder corporativo ou a influência do trabalho das grandes corporações podem ser avaliados também como o grande fator que expôs a saúde dos trabalhadores a grandes riscos. Ainda no período do Renascimento, Maquiavel, príncipe que elaborou importantes conceitos e deu contribuições para o desenvolvimento da gestão baseada no conhecimento, centrou suas ideias nos aspectos ligados ao poder e ao comportamento dos dirigentes da sua época. Embora algumas alusões e conotações estivessem centradas no excesso de poder, que causava pressões sobre os que deveriam se submeter ao *status quo*, Maquiavel apresentou conceitos interessantes para o desenvolvimento da ciência da administração e do desenvolvimento da liderança, aplicáveis até os dias de hoje.

Ao mesmo tempo que algumas das suas ideias estavam centradas na interpretação de um exercício de poder autocrático, outros aspectos, porém, analisados de forma mais apurada, remetem para a defesa de que em todas as organizações o exercício da liderança é algo indispensável, principalmente se levada para o lado do dar exemplo e aliviar as tensões existentes no ambiente de trabalho. Se olharmos sob essa ótica, os pensamentos de Maquiavel podem ser aplicados como um fator de alívio das tensões, proporcionando um clima organizacional mais ameno, o que, por sua vez, proporciona efetivamente a diminuição dos riscos no âmbito das empresas.

Vale destacar que tais conceitos são aplicados até os dias de hoje em vários tipos de organizações. Vejamos: um colaborador satisfeito manipula os instrumentos de trabalho inegavelmente com maior cuidado, evitando acidentes de trabalho e até mesmo o uso inadequado de máquinas e equipamentos, os quais sofrem desgaste com o passar do tempo e, se mal utilizados, podem vir a deteriorar-se com maior facilidade, causando riscos irreversíveis ao patrimônio das organizações e até mesmo das pessoas. Não raro, muitos acidentes ocorrem por absoluta negligência na manutenção de equipamentos, cuja utilização já se encontra seriamente comprometida, quer sob o aspecto produtivo (ou seja, com capacidade vencida), quer sob o aspecto de exposição do colaborador aos riscos da sua manipulação devido a problemas mecânicos e elétricos. Estes surgem pelo uso constante e excessivo, principalmente quando não existe o cuidado com a manutenção preventiva e corretiva.

Um exemplo clássico no manuseio de materiais e equipamentos que expõem colaboradores a riscos é o dos técnicos de laboratórios de análises clínicas, que manipulam instrumentos perfurocortantes e toda a sorte de vidrarias que compõem o arsenal dessa área de trabalho, os quais representam alto risco de acidentes se utilizados de maneira inadequada. A habilidade na manipulação de materiais coletados dos seres humanos, como sangue, secreções, urina, fezes e outros, também representa um risco constante. Á vista disso, deve-se dar maior importância à saúde ocupacional, caso a tarefa não seja realizada com uma boa dose de cautela e bom senso em relação às consequências que representam. De igual maneira, microscópios – aparelhos de precisão que hoje são utilizados para a realização de exames mais detalhados –, bem como outros equipamentos dotados de *softwares* sofisticados que necessitam de maiores cuidados e que são dispendiosos às organizações, precisam ser manipulados com parcimônia e habilidade para que o seu desgaste seja menor, os custos de manutenção corretiva sejam minimizados e os novos investimentos não atinjam padrões exagerados na área da saúde.

1.2 Sobre a gestão do risco

A gestão do risco está ligada ainda à necessidade de um sistema de gestão que requer muita atenção no que se refere à adoção de mecanismos de controle cada vez mais adequados. O gestor hospitalar ainda carece de um trabalho que contemple mais atenção e atuação na questão das condições de trabalho oferecidas aos colaboradores – um exemplo disso é a indumentária adequada, composta de vestuário que se adapte melhor às condições de trabalho realizado em cada setor. A soma de elementos humanos e tecnológicos na gestão de riscos é de fundamental importância para a minimização de acontecimentos indesejáveis ao trabalhador e ao patrimônio da organização.

O excesso de concentração de pessoas em setores específicos e a urgência requerida em determinadas tarefas constituem-se cenário desfavorável à correta e adequada manipulação de materiais e equipamentos, como ventiladores, respiradores, mesas cirúrgicas e outros, os quais apresentam certa robustez, o que, até certo ponto, os configura como resistentes ao uso e à manipulação diária. Há, ainda, equipamentos de uso contínuo e de menor porte, como aparelhos de pressão, estetoscópios, instrumentos cirúrgicos, seringas, tesouras, agulhas para punção, suportes de soro etc., que compõem todo o arsenal assistencial rotineiramente utilizado nas atividades hospitalares.

É indispensável que a boa gestão busque o treinamento e o desenvolvimento contínuos dos colaboradores, haja vista as características do trabalho a que se submetem esses indivíduos diariamente em jornadas estafantes – vale dizer que, não raro, não se limitam a um único estabelecimento, pois, para compor uma renda mensal razoável, necessitam atuar em dois ou mais hospitais. Pensemos também nas jornadas de trabalho, frutos de acordos sindicais que permitem atividades em turnos de 12 por 36 horas, isto é, trabalho contínuo em 12 horas com descansos por vezes inexistentes e não praticados adequadamente.

Consideremos ainda o risco representado a pessoas que desenvolvem uma árdua jornada no período noturno e que ainda se submetem a outra durante o dia. Levemos em conta também as constantes ausências de colaboradores nos plantões, obrigando colegas disponíveis a dobrarem o seu período de trabalho. Por mais que conscientizemos os profissionais (independentemente da área de atuação) sobre a necessidade de atenção em relação ao risco a que se expõem ou a que submetem o patrimônio sob sua responsabilidade por meio de treinamentos ou programas de educação continuada, precisamos estar cientes e conscientes de que a gestão deve se cercar de cuidados especiais no que se refere às equipes. Isso inclui o oferecimento de alternativas traduzidas em atividades de alívio das tensões, como ginástica laboral, práticas de minutos de ioga durante o expediente, além de apoio psicológico e espiritual aos que se sentirem afetados por determinadas situações específicas – como as que ocorrem em hospitais.

A convivência com a miséria humana representada pelas doenças, principalmente situações como casos terminais, acidentes fatais de causas diversas, sofrimento acentuado em pacientes que se submetem a cirurgias de grande porte e que requerem cuidados intensivos; a convivência com situações de morte; a necessidade de satisfazer a curiosidade de parentes e amigos de pessoas internadas, os quais submetem equipes a pressões constantes, tudo isso requer preparo e revisão contínua em relação à atuação dos colaboradores. A isso se somam cuidados na gestão sobre o clima organizacional necessário à satisfação do trabalho desenvolvido e à fidelização do colaborador à organização, visto que a rotatividade funcional em hospitais historicamente atinge índices extremamente elevados e tem representado um controle bastante complexo por parte dos gestores.

Consideremos ainda o fato de que o treinamento e o desenvolvimento precisam ser focados não somente nos colaboradores, mas também nos gestores hospitalares. Chamamos atenção para essa questão porque muitos deles – como é o caso dos enfermeiros e dos médicos integrantes do corpo clínico assistencial – possuem formação altamente concentrada em aspectos de ordem técnica, que pode ser da melhor qualidade, porém não são instruídos pelas instituições de ensino superior sobre conhecimentos necessários ao exercício da gestão.

Não raro assistimos em clínicas e hospitais a improvisações totalmente inadequadas que saltam aos olhos e chegam a demonstrar uma atuação chula e absurda da parte de alguns profissionais que não têm condições para atuar como gestores. Isso se traduz na inadequada condução do trabalho em equipe, essencial e indispensável à minimização de riscos. Daí resultam situações conflitantes, que proporcionam conjunturas de tensão e causam doenças ocupacionais com sérias consequências aos membros das equipes. Um desdobramento disso também inclui: quebras de equipamentos; trocas de medicamentos que colocam em risco a saúde e a vida dos pacientes; omissões na administração da medicação em horários prescritos; curativos de péssima qualidade que se tornam totalmente desnecessários e que nem sempre são realizados com a periodicidade recomendada.

De igual modo, gestores que atuam de forma inadequada nessas áreas causam danos ao ambiente de trabalho e – o que é pior – com consequências irreparáveis ao conjunto da equipe funcional. Tal postura põe em risco a imagem institucional da organização à qual prestam serviços, além de gerar um comportamento inapropriado em relação a pacientes e familiares na rotina diária, pela falta de senso de humanidade e de sensibilidade no trato com as pessoas – as quais, nessas horas tão importantes, necessitam de atenção e, na maioria das vezes, de informações detalhadas sobre o estado de um paciente – e cujo nível de paciência já não permite o cuidado devido.

A incerteza e o risco são parte integrante da vida e das atividades humanas de modo geral. Vivemos atualmente em um ambiente altamente complexo, em que as organizações corporativas e, consequentemente, as pessoas que a elas se dedicam se expõem continuamente a uma série de dúvidas em função dos fatores que permeiam as atividades de rotina – com especial destaque para as tarefas pertinentes à área da saúde. De igual forma, fatores como política, sociedade, avanço tecnológico, economia e questões de ordem legal e operacional submetem as corporações e seus gestores à necessidade de tomadas de decisão constantemente. Tais decisões podem ter consequências benéficas, mas, algumas vezes, dependendo das circunstâncias, trazem prejuízos nem sempre mensuráveis, constituindo-se na constância da exposição ao risco corporativo.

Empresas e pessoas, hoje, têm dificuldade em acompanhar a velocidade das mudanças, como o avanço tecnológico da área da saúde, por exemplo. A isso se alia a longevidade dos seres humanos, os quais necessitam de um acompanhamento mais adequado e constante para que não se transformem em fator de risco corporativo. A expectativa de vida e os desafios impostos às corporações diante da globalização requerem que a gestão se adapte a cada passo, buscando a atualização contínua e munindo-se de um rol de informações gerenciais de maneira consistente e clara para que a tomada de decisões possa minimizar riscos. Porém, não basta que estejamos munidos de informações e atualizações, sempre necessárias, mas é preciso também que isso se transforme em conhecimento, o que significa a agregação de informações que irão compor aquele rol de elementos exigidos à nossa atuação profissional.

Vale destacar ainda que a área da saúde é permeada todos os dias pelo elemento da novidade. Tabelas de procedimento que até determinado momento eram perfeitas e plenamente aplicáveis necessitam de uma velocidade absurda em sua atualização devido ao avanço constante apresentado pelo progresso da ciência médica, o que torna obsoletos alguns procedimentos num piscar de olhos. Trata-se de um risco contínuo, que faz parte do setor e que torna complexa a compatibilização entre os valores contratualizados pelas operadoras de saúde e seus respectivos clientes, por exemplo, mas também representa risco ao próprio Sistema Único de Saúde (SUS).

Precisamos considerar que os recursos são limitados. A necessidade e a demanda por novas técnicas, novos medicamentos lançados diariamente no mercado e procedimentos atualizados constituem-se ônus que fatalmente trará risco às tabelas vigentes para a remuneração de materiais, medicamentos, diárias hospitalares, serviços de diagnóstico e tratamento dos usuários dos diversos sistemas. Levamos em conta ainda as permanentes negociações entre a administração de um estabelecimento de saúde, o respectivo corpo clínico e os convênios que dão cobertura aos procedimentos realizados. Uma harmonia tripartite é indispensável para que não se exponham as finanças a riscos, pois a realização de procedimentos algumas vezes necessários, porém não contemplados nas respectivas tabelas de remuneração dos convênios, irá representar um consequente déficit no balancete mensal da organização.

Os elementos listados anteriormente requerem, por parte do SUS, das operadoras de saúde e dos próprios organismos prestadores de serviços, uma gestão de riscos que lhes impõe uma complexidade com a qual não estavam familiarizados tempos atrás. A gestão do risco traz no seu bojo a questão da gestão da crise, que consiste na antecipação do diagnóstico sobre o que pode surgir no âmago das organizações e dos sistemas sob gestão para que os sistemas de reserva técnica internos das corporações possam ser acionados e operacionalizados. Esse procedimento visa à minimização dos problemas e consequências que se apresentem às corporações. Ressaltamos o fato de que uma organização de saúde deve gerar recursos não somente para a manutenção dos seus custos operacionais, mas também para a manutenção e reposição de equipamentos. Isso deve ser feito com vistas à atualização e à adequação do funcionamento do seu arsenal técnico à disposição das várias equipes e, em última análise, à segurança dos pacientes, que necessitam ter maior confiança na imagem projetada entregue por um estabelecimento de saúde.

1.3 Aspectos comportamentais e sua influência na gestão do risco

A gestão hospitalar precisa estar focada também de forma mais efetiva na adequação dos seus instrumentos operacionais e de suas estratégias em relação aos aspectos comportamentais de seus colaboradores, com vistas a diminuir os riscos e oferecer maior segurança a todos. Políticas, normas e avaliação de condutas, destinação de recursos no orçamento e eventos de caráter educativo focados na qualidade da saúde dos empregados e do corpo clínico visando à integridade profissional e à imagem institucional devem ser objetos de permanente atenção da gestão da organização, no sentido de que toda a estrutura venha a beneficiar-se de tais ações e iniciativas.

Organizações hospitalares que buscam a excelência de seus serviços vêm demonstrando na prática esse esforço de gestão. A Organização Nacional de Acreditação (ONA) trata a gestão do risco como principal estratégia de ação e busca o trabalho preventivo para a minimização de ocorrências que permeiam as atividades dos serviços de saúde, como clínicas, laboratórios e hospitais.

A garantia da qualidade no atendimento – que proporciona uma imagem institucional cada vez mais positiva – torna-se imperativa, dado que um estabelecimento de saúde, a exemplo de empresas de outros ramos, deve ser tratado como um negócio e, portanto, necessita produzir resultados – e, para isso, deverá ser gerido como tal. A prevenção do risco é hoje um fator de competitividade, daí ser uma estratégia de diferenciação que vai destacar uma corporação em relação a outras existentes no mercado.

Monitorar as diversas atividades e trabalhar a gestão no sentido dos detalhes que acompanham as estratégias relativas ao risco são fatores essenciais e que se revestem de grande importância. Tomemos como exemplo a gestão das instalações hospitalares: pisos adequados; pinturas que confiram limpeza e praticidade ao estabelecimento e que saltem aos olhos dos clientes; instalações adequadas e confortáveis. Não podemos nos divorciar da ideia de que um hospital e um hotel de certa forma se assemelham. A única diferença é que buscamos o estabelecimento de saúde não somente para termos o conforto necessário, mas necessitamos ainda de uma equipe que nos proporcione bem-estar e a saída do nosso estado de doença, acidente ou equivalente. Dessa forma, a prevenção de danos ao paciente, que sem dúvida refletirá na qualidade de atendimento dele, será um diferencial competitivo. Isso terá influência direta na aplicação de estratégias, as quais trazem consequência aos resultados organizacionais. Para tanto, uma equipe de confiança e altamente qualificada deve estar permanentemente em condições de prestar o melhor serviço ao cliente.

Ações e decisões assertivas, como melhoria continuada na conduta de colaboradores desde a recepção até o momento de alta hospitalar dos pacientes, são fatores fundamentais. Detalhes, como atuação de maqueiros que conduzam o equipamento com o devido cuidado, de modo a evitar quedas dos pacientes; cuidados no manuseio do paciente ao transferi-lo de um leito para uma maca e vice-versa; tratamento eficiente dos efluentes lançados na rede de esgoto, com vistas a não produzir contaminação ambiental e outros riscos à população; e esterilização adequada dos materiais de uso direto no paciente são apenas algumas das boas práticas que, além de conferir qualidade hospitalar, minimizam os riscos no ambiente da saúde. Não raro, algumas instituições desse segmento são objeto de ações na esfera judicial, as quais trazem risco de pesadas indenizações, na grande maioria das vezes causadas por falhas comportamentais das equipes de trabalho.

O estabelecimento de uma ação conjunta em companhia da Comissão de Controle de Infecção Hospitalar (CCIH), a qual pretende minimizar os índices de infecção característicos nesse tipo de ambiente, é outra medida de prevenção de riscos ao paciente e que se traduz em melhoria contínua da imagem do estabelecimento. Cirurgias inadequadas, uso indevido de próteses ortopédicas e assemelhadas, qualidade na escolha de materiais e medicamentos e seleção continuada de fornecedores de comestíveis mediante o acompanhamento de nutricionistas que estabeleçam critérios de qualidade compatíveis com a imagem institucional também determinam significativamente os efeitos na excelência dos serviços e na consequente diminuição de riscos.

A gestão do risco não deve ser entendida como um mecanismo de pressão sobre as equipes, mas sim como um instrumento focado na melhoria constante da qualidade e uma forma de maximização dos resultados da administração hospitalar. Por essa razão, um trabalho de conscientização de todos os que atuam nessa importante área de serviços deve ser ensejado de forma permanente. Vemos, então, uma preocupação sempre mais acentuada no que se refere ao treinamento e ao desenvolvimento de pessoas, que devem refletir o esforço de todos, e, por essa razão, constituem, antes de tudo, um trabalho de equipes multidisciplinares, capitaneado por uma sólida liderança que começa pela direção-geral e se entende pelos gerentes e demais gestores nos diversos setores e departamentos da organização.

A gestão do risco deve se tornar parte da gestão dos processos internos da organização que a permeiam como um todo. Deve, ainda, ser estruturada, jamais improvisada. Necessita ser realizada por profissionais conhecedores da atividade e que transitem com facilidade por toda a empresa, além do fato de ser conduzida em consonância com o escritório da qualidade – se houver –, pois é de lá que emanam as normas de conduta que controlam as conformidades e não conformidades. Para tanto, reiteramos que uma educação continuada deve estar presente sempre.

A esse respeito, Baraldi (2005, p. 111) destaca:

> *as pessoas são o componente mais importante no ambiente empresarial, pois elas estabelecerão os objetivos estratégicos e executarão os meios relevantes para atingi-los; são os meios e os fins das organizações e da sociedade. As pessoas são a competência das empresas. As empresas são a competência em pessoas.*

Risco é sinônimo de *danos* no ambiente hospitalar. Por essa razão, é importante que a gestão esteja focada nos aspectos relativos à prevenção. Como isso, benefícios diversos são alcançados, como: maior segurança e eficácia nos atendimentos; diminuição nos custos para o SUS e os planos de saúde; melhoria percebida nos processos organizacionais, trazendo maior agilidade à organização; melhoria na capacidade do gerenciamento organizacional; e diminuição da taxa de absenteísmo funcional; entre outros.

A gestão deve ter como meta o contínuo mapeamento dos cenários que levam ao risco. Essa prática irá propiciar o alerta constante para a identificação de situações e possibilidades a que se expõem colaboradores, pacientes e respectivos familiares. Dessa forma, uma vez identificado o que conduz a organização a fatos negativos, o monitoramento e o planejamento de ações preventivas e de melhoria necessitam ser priorizados mediante o levantamento realista, concreto e seguido das reais possibilidades, sempre adequadas às efetivas condições orçamentárias da organização.

O Serviço de Atendimento ao Cliente (SAC) também deve entrar em ação e a ele cabe rastrear o cenário ou, ainda, monitorar a gestão com as informações sobre fatos ocorridos com clientes internos e externos da organização. Os gestores envolvidos no processo devem ser notificados imediatamente sobre os fatos e as ocorrências no sentido de que ações corretivas sejam de pronto planejadas e implementadas para que reincidências sejam evitadas.

Os gestores necessitam também permanecer atentos, mantendo o foco nas diversas situações, e sempre em observação, com o objetivo de detectar carências ou lacunas a serem preenchidas com treinamento e desenvolvimento, buscando a cada ocorrência notificar rapidamente o setor ou o responsável por essa atividade, operação que deve ser incessante na organização.

A melhoria contínua da gestão de riscos pode prevenir e diminuir a incidência de doenças, acidentes e até mesmo salvar vidas. Além disso, evita dissabores e situações desagradáveis que colocam em risco as pessoas e a própria situação patrimonial do hospital.

Síntese

Vimos, neste capítulo, que a gestão de risco deve ser uma preocupação diária do gestor, visto que ela abrange os vários setores da organização. A negligência em realizar um monitoramento adequado das múltiplas atividades que acontecem em uma organização de saúde diariamente pode trazer consequências danosas, não só ao patrimônio, mas principalmente no que diz respeito ao fato de expor ao risco vidas humanas entregues aos cuidados dessas organizações.

Para tanto, é necessário que treinamentos, processos de educação continuada, monitoramento de processos e trabalhos de conscientização com as equipes sejam desenvolvidos com certa frequência.

Questões para revisão

1. Devido à necessidade de compatibilização das tabelas de remuneração tanto para clientes do SUS quanto para aqueles cobertos por planos de saúde suplementar, o uso de medicamentos frutos de novos lançamentos pode representar um risco financeiro ao hospital. Sobre essa afirmação, assinale a alternativa correta:
   a) A afirmativa não procede, pois usar novos medicamentos não representa qualquer risco financeiro ao hospital.
   b) A afirmativa procede, porque o uso de medicamentos novos lançados no mercado traz grandes vantagens ao tratamento do paciente, mas deve ser devidamente avaliado, pois geralmente seu custo é mais elevado, aumentando assim os riscos financeiros ao hospital.

c) A afirmação não procede, visto que novos medicamentos têm preços incompatíveis e que submetem o hospital a riscos financeiros desnecessários.

d) A afirmação não procede, pois o uso de novos lançamentos de medicamentos é uma utopia e não corresponde a qualquer risco financeiro.

e) A afirmativa é procedente, porém os custos de medicamentos novos não agregam novas tecnologias, portanto, não apresentam custos onerosos que submetam a organização hospitalar a quaisquer riscos.

2. Quando Baraldi (2005) menciona que as pessoas são a competência das empresas e, por outro lado, as empresas são a competência em pessoas, ele se refere ao fato de que:

a) os elementos mais importantes para uma organização ainda continuam sendo seus equipamentos, móveis e utensílios e seu patrimônio como um todo.

b) o conhecimento técnico adquirido pela empresa ao longo da sua história supera o esforço das pessoas que atuam nela.

c) as pessoas são o componente mais importante no ambiente empresarial, pois elas estabelecerão os objetivos estratégicos e executarão os meios relevantes para atingi-los; são os meios e os fins das organizações e da sociedade.

d) as pessoas podem dedicar seu tempo e competência à organização sem qualquer preocupação com seu progresso e resultados.

e) as pessoas podem se dedicar ao serviço de uma organização, porém sem manifestarem qualquer comprometimento com esta.

3. Assinale a alternativa que apresenta riscos ao fluxo de caixa diário de um hospital, motivados pela dinâmica da inovação:
   a) O lançamento de novos materiais e medicamentos, a presença de funcionários desqualificados no mercado e a incompetência de profissionais médicos atuando nos quadros do hospital.
   b) Uma ótima atuação do serviço de enfermagem, a conquista da certificação da qualidade do hospital e o desenvolvimento de novas estratégias de gestão.
   c) O surgimento de novos planos de saúde suplementar na praça e a diminuição de atendimentos ao SUS com aumento significativo de atendimentos a convênios e particulares.
   d) A implantação de programas de humanização no hospital e a melhoria do serviço de recepção e hotelaria.
   e) As constantes inciativas por parte da gestão central de um hospital em proporcionar treinamento e desenvolvimento aos seus funcionários.

4. Assinale a alternativa que apresenta qualidades do gestor que participa diretamente na prevenção dos riscos da gestão:
   a) Um gestor de gabinete que analisa diariamente gráficos e mapas estatísticos, mas não promove visitas setoriais.
   b) Um gestor que possui domínio sobre as informações gerenciais e que, além de promover reuniões informativas e resolutivas, circula incansavelmente por todas as áreas do hospital.
   c) Um gestor omisso, que se preocupa tão somente com as finanças da organização.

d) Um gestor altamente conectado com os funcionários, mas omisso diante dos problemas administrativos e financeiros.

e) Um gestor que acaba não manifestando sequer preocupação em relação à forma como os clientes estão sendo atendidos, mas circula diariamente pelas recepções simulando tal preocupação.

5. Assinale a alternativa que **não** corresponde à gestão de riscos em uma organização:
   a) Gestão patrimonial com preocupação constante sobre a carga de energia que os equipamentos demandam continuamente.
   b) Manutenção atualizada do seguro geral que garante o patrimônio total da organização.
   c) Contínua vigilância sobre a gestão de pessoas.
   d) Vigilância sobre a atuação de pessoas e o seu comportamento em relação às técnicas corretas aplicadas ao manuseio e ao relacionamento com os pacientes.
   e) Preocupação exacerbada por parte da gestão em relação à manutenção de um sistema de remuneração, como o estabelecimento de um quadro de cargos e salários aos funcionários da organização.

Questão para reflexão

1. Leia com atenção o trecho a seguir.

   Você sabe dizer o que é risco em uma organização hospitalar, o que ele representa e os potenciais prejuízos que pode significar para colaboradores, corpo clínico e outras pessoas envolvidas? Você consegue perceber a insegurança que a falta de gestão do risco pode oferecer no que diz respeito ao atendimento adequado a pacientes e à atenção aos familiares? Enfim, dimensiona os danos que a má gestão de riscos pode trazer ao patrimônio organizacional?

Com base no que foi estudado no capítulo – e levando em conta o contexto das organizações voltadas à saúde – defina com suas palavras o que é gestão de risco, comentando os benefícios que essa postura oferece e os prejuízos nos casos em que ela é negligenciada.

Para saber mais

OLIVEIRA, W. O que é gerenciamento de riscos? Finalidades e conceito. **Venki**, 29 nov. 2014. Disponível em: <http://www.venki.com.br/blog/o-que-e-gerenciamento-de-riscos/>. Acesso em: 5 fev. 2019.

Capítulo 2
Seguro-saúde e Previdenciário: normas reguladoras e mecanismos de controle

Conteúdos do capítulo:

- Breve histórico sobre a assistência social.
- Da assistência social à seguridade social – legislação e problemas de gestão.
- Da seguridade social ao seguro-saúde.
- Considerações sobre o seguro-saúde no Brasil.
- Bases legais que permeiam o Sistema Único de Saúde (SUS).
- Vantagens e desvantagens do SUS.
- Considerações sobre a Emenda Constitucional n. 29/2000.

Após o estudo deste capítulo, você será capaz de:

1. compreender o que significa a assistência social no contexto histórico de uma nação, com ênfase no Brasil;
2. relacionar as fases de evolução da assistência social aos sistemas de seguridade social e a sua amplitude;
3. distinguir seguridade social e sua cobertura nas várias áreas de assistência de sua evolução para o seguro-saúde;
4. diferenciar seguro social e Sistema de Seguridade Social;
5. explicar a importância do seguro social no Brasil;
6. avaliar os pontos importantes sobre as bases legais do SUS;
7. analisar as vantagens e desvantagens do SUS;
8. tecer considerações sobre emendas e leis complementares e as vantagens que estas trouxeram ao sistema de seguro-saúde.

Neste capítulo, faremos um breve histórico sobre a assistência social no Brasil, a qual antecedeu, de certa forma, o sistema de seguro social hoje existente no país. Abordaremos também os diversos aspectos que envolvem a legislação aplicada aos seguros-saúde e ao seguro social, além de sua diferenciação em relação ao Sistema de Seguridade Social. Daremos enfoque ainda às questões reguladoras dos diversos sistemas e mecanismos de controle que os envolvem.

Como ponto de partida, destacaremos os riscos representados pelas doenças e pelos acidentes em uma nação e como eles têm reflexo direto nos gastos governamentais e pessoais. Por essa razão, esse é um elemento preponderante que influi diretamente na economia como um todo, bem como nas finanças pessoais e corporativas. Considerando que a longevidade cresce gradativamente em nosso país, esse é um fator de relevância de caráter macroeconômico, cujas consequências são visíveis na questão dos custos pessoais e familiares de modo geral e que requerem tanto da iniciativa privada quanto da pública uma preocupação especial em relação à sua gestão por excelência.

Iremos ressaltar ainda os paralelos e as comparações existentes entre os respectivos aspectos que caracterizam as vantagens e desvantagens do seguro social e do seguro privado, especialmente na área da saúde.

Daremos enfoque também a algumas resoluções e normas resolutivas norteadoras do sistema de seguro e seguridade social no país, bem como às normas regulamentadoras da Agência Nacional de Saúde Suplementar (ANS). Esse órgão dispõe sobre o funcionamento e a aplicação da legislação em relação aos planos de saúde e seus respectivos beneficiários, buscando uma análise a mais completa possível.

Vamos ressaltar a importância do seguro-saúde público vigente no Brasil da atualidade, representado pelo Sistema Único de Saúde (SUS), sua importância, suas normas reguladoras, seu alcance e suas formas de financiamento. Também analisaremos os mecanismos reguladores do sistema de seguridade social no Brasil e sua abrangência.

2.1 Um breve histórico sobre a assistência social

Durante muito tempo o Brasil careceu de uma legislação própria que regulamentasse e amparasse a assistência social no país. Esta ficou amparada pelo Direito do Trabalho, dele fazendo parte como uma divisão para questões de estudos por um razoável espaço de tempo, não existindo assim autonomia, tampouco regulamentação própria. Nos primórdios, a assistência social teve o suporte da Igreja Católica, dentro dos princípios e das práticas da caridade que prevaleciam desde o século XV, os quais exerciam uma espécie de protecionismo que se manteve por longos anos.

A própria história das Santas Casas no mundo aconteceu pela necessidade da assistência social. Sua concepção se deu em Portugal há mais de 500 anos e se espalhou mundo afora, gerando sementes sociais e humanitárias. Esses estabelecimentos surgiram demonstrando a presença da assistência social efetiva em tempos de grandes dificuldades; o Poder Público realmente teve as ações assistenciais largamente complementadas por eles. As Santas Casas foram criadas com base em conceitos desenvolvidos por membros da própria Coroa portuguesa, em conformidade com as ideias da Rainha D. Leonor, viúva de Dom João II. Os conceitos surgiram em 1498 com o objetivo de dispensar uma atenção maior a doentes, pobres, órfãos, prisioneiros e artistas. Dessa forma, a nobreza de Portugal acabou sendo a patrocinadora do surgimento e da respectiva fundação das Santas Casas que se espalharam por vários países ao longo dos tempos, inclusive o Brasil.

A instituição nasceu de forma independente, sem vinculação com a esfera governamental, e assim vem se mantendo, não obstante as enormes dificuldades para se sustentar e até sobreviver nos tempos atuais. No Brasil, a primeira das instituições dessa natureza foi a Santa Casa de Misericórdia da Bahia, fundada em Salvador em 1549 – seu prédio definitivo foi concluído em 1844. Não menos antiga é a Santa Casa de Misericórdia de Curitiba, criada há mais de 150 anos, à época do Brasil Império. Como a Irmandade da Santa Casa de Misericórdia de Curitiba sempre teve estreita relação com a Pontifícia Universidade Católica do Paraná (PUCPR), a partir do ano 2000, diante do iminente fechamento provocado pela falta de recursos, o estabelecimento foi assumido pela universidade por meio de sua entidade mantenedora, a Associação Paranaense de Cultura (APC). Na ocasião foi realizado um importante trabalho, que envolveu melhorias estruturais, de gestão e de caráter físico na recuperação do prédio histórico, ações que permitiram a continuidade do funcionamento dessa relevante casa hospitalar do Estado do Paraná.

No passado, a assistência social, tanto no mundo quanto no Brasil, não fugiu à regra e se manteve às custas de esmolas e doações advindas de pessoas físicas e de empresas, situação que não se apresenta de forma diferente na atualidade. Muitas das entidades estão ligadas ao meio religioso e são mantidas por associações constituídas por organizações não governamentais (ONGs), as quais se utilizam de isenções tributárias no empenho de prover as necessidades dos menos favorecidos, idosos, deficientes e pessoas de baixo poder aquisitivo.

Nos primórdios, essas entidades se preocupavam mais com a assistência social propriamente dita e não prestavam serviços de saúde. Com a evolução dos tempos médicos, exercendo voluntariamente a sua profissão, esses profissionais passaram a ver como uma necessidade a sua participação mais efetiva nessas instituições e iniciaram um processo de prestação de serviços que remanescem até hoje. Atualmente praticamente 100% dos atendimentos realizados nesses estabelecimentos hospitalares são cobertos pelo SUS.

Paulo André Araújo Rayol (2017), em seu artigo "Benefício assistencial e o critério econômico", destaca: "Assistência Social é um dos integrantes do tripé da Seguridade Social, completada pela Previdência Social e pela Saúde. Vem do latim *adsistentia*, e significa o ato ou efeito de assistir, de amparar quem precise, quem está necessitado, não necessitando de nenhuma contraprestação pecuniária" (Rayol, 2017, p. 12).

O referido autor transcreve ainda o seguinte aspecto: "A assistência social encontra suporte legal na Constituição Federal de 1988, prevista no art. 203 da CF: 'a assistência social será prestada a quem dela necessitar, independentemente de contribuição à seguridade social'" (Rayol, 2017, p. 12). Rayol (2017, p. 12) faz ainda outra asserção, que aqui transcrevemos:

> Nas palavras de Wladimir Novaes Martinez (2014, p. 57), assistência social é "um conjunto de atividades particulares e estatais direcionadas para o atendimento dos hipossuficientes, consistindo em bens oferecidos em pequenos benefícios em dinheiro, assistência à saúde, fornecimento de alimentos e outras pequenas prestações. Não só complementa os serviços da Previdência Social, como a amplia, em razão da natureza da clientela e das necessidades providas".

A assistência social continua sendo, até os dias atuais, o único suporte para boa parte da população que depende das ações desenvolvidas por ONGs e outras entidades que complementam a assistência governamental, hoje sensivelmente comprometida pela falta de verbas específicas em suas várias esferas. Assim, ela vem se desenvolvendo principalmente pela iniciativa privada, visto que, com o acentuado processo migratório existente no país e com o avanço dos níveis de longevidade, as necessidades da população vêm crescendo a cada dia, de modo especial nos grandes centros, onde a concentração de indivíduos em busca de melhor situação faz aumentar também a quantidade de problemas sociais.

Vale destacar que as entidades privadas, embora isentas de tributos, também enfrentam sérios problemas de sobrevivência em meio à crise econômica instalada atualmente. Dessa forma, somente a ação de indivíduos e grupos de abnegados tem minorado o sofrimento das pessoas socialmente desprotegidas. Com grandes dificuldades e com auxílio da própria população, tais organizações sobrevivem por meio de doações, de campanhas criadas para tal finalidade e, em alguns casos, pela obtenção de subsídios, hoje mais raros em esferas governamentais, as quais constitucionalmente deveriam alocar recursos para esse objetivo.

2.2 Da assistência social para a seguridade social: legislação e problemas de gestão

A semente da assistência social nasceu na antiga Roma, onde a família romana dava assistência aos servos que lhes prestavam serviços, bem como a pessoas que eventualmente passavam necessidades e que tinham ligações com a respectiva família. Já naquele tempo, não raro as famílias se uniam e constituíam uma espécie de associação dedicada ao suprimento de necessidades. Mediante a contribuição dos membros que dispunham de recursos, os mais necessitados recebiam o mínimo necessário para que pudessem sobreviver.

No Brasil, embora as famílias da época da colonização portuguesa e da instalação do Império fossem bem intencionadas a respeito da assistência social, nem sempre dispunham dos recursos necessários para concretizar seus objetivos, uma vez que a ajuda era sempre constituída pelas sobras orçamentárias das quais dispunham. Com o aumento das carências na sociedade da época, tornou-se indispensável a intervenção externa, prática altamente estimulada pela Igreja Católica. No entanto, o auxílio continuava a atingir os necessitados somente em caso de haver sobra de recursos, o que ainda se constituía em um grande problema para os mais desfavorecidos.

Vamos encontrar na Encíclica *Rerum Novarum* ("Das coisas novas"), escrita por Leão XIII em 1891, destaques sobre a situação dos trabalhadores e dos pobres nos países industrializados. Tal documento reuniu um conjunto de princípios orientadores os quais foram estabelecidos a patrões e operários como um norte para a sua conduta. Outros documentos papais, como *Quadragésimo Anno* ("Ano quarenta"), de 1931, e *Divini Redemptoris* ("Divino Redentor"), de 1937, também traçaram princípios balizadores dentro da mesma linha, isto é, voltados à assistência e à prevenção de riscos aos operários das indústrias.

Ainda naquele tempo, surgiram também os chamados *fundos de mútuo*, criados por grupos de pessoas com interesse comum e voltados ao atendimento dos mais necessitados. Eram grupos que se formavam de maneira autônoma, sem a intervenção do Estado.

Como a intenção era também atender às próprias necessidades em situação emergencial, esse tipo de organização tornou-se a base para a constituição das futuras empresas dedicadas ao sistema de previdência privada.

Esse sistema não teve longa duração e começou a apresentar fragilidades gerenciais. Então, o governo manifestou preocupação em de fato exercer o seu papel por direito e obrigação. Assim, como produto dessa evolução, surgiu no século XX, no Brasil, o denominado **Estado de Bem-Estar Social**. Seu objetivo era prestar atendimento às necessidades e anseios sociais da população, como Previdência Social, assistência à saúde e assistência social.

Tendo como base a somatória desses vários elementos de destaque em relação à assistência social, apareceram ao mesmo tempo a ideia e o conceito de **seguridade social**. Embora lento e gradual, foi o processo de reconhecimento das diversas demandas que fez o governo intervir na sociedade para que tal evolução se consolidasse. A Constituição de 1824 foi o marco da inserção das bases da seguridade social na Carta Magna do país. Foi aposta no referido documento a previsibilidade de ordem legal no que se refere à obrigação do Estado aos socorros públicos, embora ainda fossem parcos os recursos disponíveis para tal finalidade.

A referida legislação consolidou-se com a Constituição Federal (CF) de 1988 (Brasil, 1988), atualmente em vigor, documento que estabeleceu os efetivos fundamentos da seguridade social no Brasil. A Carta Magna ainda transformou o Brasil de um Estado de Previdência – o qual garantia apenas a proteção aos trabalhadores – em um Estado de Seguridade Social, mediante a universalização do atendimento, que foi estendido a toda a população, assegurando assim constitucionalmente um mínimo de garantia e dignidade a todos os brasileiros.

A Constituição de 1988 foi aperfeiçoada com a Lei n. 8.212, de 24 de julho de 1991 (Brasil, 1991a), a qual passou a detalhar a seguridade social e sua organização, criando simultaneamente um plano de custeio. Vale salientar que o plano de custeio é fator fundamental para que todos os elementos regulamentados por lei possam ser efetivamente aplicados. Aliás, esse tem sido o grande problema que vem agravando as reais ações na área da saúde em nosso país.

É sobejamente conhecido que a seguridade social no Brasil, com alguns ajustes necessários, pode cumprir perfeitamente suas finalidades. As rubricas orçamentárias existem e, se devidamente cumpridas com a alocação das fontes de custeio necessárias, supririam amplamente as reais necessidades da população. Contudo, os valores previstos em orçamento – tanto por parte da União quanto dos estados e municípios – não se viabilizam na prática em virtude dos tradicionais e amplamente conhecidos problemas políticos que tanto conhecemos e que são largamente noticiados diariamente. A consequência é uma gestão previdenciária com prejuízo a todos os sistemas sociais, que são precariamente atendidos.

Todos esses fatos suscitam contínuas queixas por parte dos beneficiários, os quais buscam por seus direitos, mas não encontram o apoio de que precisam nas horas mais difíceis. Dessa maneira, visando à acomodação orçamentária, reformas na previdência e em outros sistemas sociais vêm sendo repetitivas ao longo dos governos que se sucedem no país. Aqui reiteramos que tais reformas são legítimas e necessárias, porém precisam atender à questão mais crucial do momento – o conjunto de anseios da população –, e não somente a acomodação do orçamento da União, visando a um aparente crescimento econômico que pode simular algo concreto, mas que na prática é de percentuais bastante insignificantes diante da magnitude do país.

A Lei n. 8.212/1991 foi imediatamente complementada pela Lei n. 8.213, de 24 de julho de 1991 (Brasil, 1991b), que trata dos diversos planos e benefícios oferecidos e estabelecidos pela Previdência Social. Por seu turno, a organização da assistência social é objeto da Lei n. 8.742, de 7 de dezembro de 1993 (Brasil, 1993b), complementada pelo Decreto n. 1.744, de 8 de dezembro de 1995 (Brasil, 1995), que regulamenta o benefício da prestação continuada de serviços aos deficientes e aos idosos.

A regulamentação por meio das leis foi realmente benéfica para a inclusão da assistência na seguridade social, o que contemplou os menos favorecidos sobremaneira. Todavia, se de um lado a legislação é favorável na medida em que regulamenta os benefícios, por outro lado carece de um sistema de gestão mais eficiente. Isso porque a exiguidade de recursos disponíveis e a burocratização que imperam em nosso país acabam por implantar uma complexa rede que produz enormes barreiras a impedir o funcionamento adequado dos programas estabelecidos pelas leis arduamente concebidas, debatidas e, finalmente, aprovadas.

Temos aí dois problemas históricos: o político, que se perde em discussões e debates praticamente inócuos diante das prementes necessidades da população; e as questões de gestão, que trabalham em uma máquina continuamente emperrada. Com relação a esse quesito, o sistema público não demonstra qualquer esforço em desburocratizar a esfera documental e tampouco busca as formas de agilização de processos como acontece na iniciativa privada. A falha – reiteradamente temos nos referido a isso – está na questão da gestão pública, que no Brasil ainda remonta à época em que os serviços públicos funcionavam de forma agilizada apenas quando necessitavam atender a algum tipo de favor ou algo similar.

Se, por um lado, a inclusão da assistência social na lei é uma benesse largamente definida por alguns autores – até mesmo como algo inovador –, por outro, o fato de estar vinculada às políticas públicas, sob a responsabilidade estatal, a torna carente de uma gestão mais adequada dos recursos orçamentários e no que se refere a uma melhora significativa na agilização dos sistemas e serviços administrativos. Esse é um fator que causa enormes barreiras consideradas intransponíveis. Além disso, dificultam às pessoas diretamente beneficiadas e seus respectivos familiares o acesso de direito e de maneira descomplicada.

Em seu artigo "Território e gestão de políticas sociais", Aldaíza Sposati (2013) salienta alguns aspectos importantes a respeito da assistência social no Brasil. A propósito da questão do acesso dos beneficiários, a autora comenta:

> *Um equipamento é uma edificação, um prédio, um endereço, que pode estar aberto ou fechado, ter paredes ou não, ter teto ou não, pode ou não ser adentrado. Trata-se de um lugar que só será um serviço na medida que desenvolver uma ação, uma relação que é realizada entre agentes institucionais e cidadãos que a ele se dirigem. É bastante enganoso nominar um equipamento como serviço, ou vice-versa, sem avaliar se ele possui, de fato, equipes habilitadas para seu funcionamento. Como é enganoso, também, nominar serviços como equipamentos, pois estes são edificações ocas de presenças.* (Sposati, 2013, p. 7)

O texto corrobora o que já mencionamos anteriormente acerca da extrema dificuldade do Estado em lidar com a complexidade de uma máquina que requer uma gestão mais efetiva, especialmente a gestão estratégica de pessoas. Como sabemos, funcionários públicos – sem demérito à grande maioria – são concursados e adquirem estabilidade de emprego. Dessa forma, se um bom sistema de gestão não acompanhar a rotina de trabalho, a tendência à acomodação, inerente ao ser humano, é viabilizada.

Sposati (2013) utiliza ainda no referido texto a expressão *desertificação de profissionais*, referindo-se ao absenteísmo, que tem sido característica bastante comum no serviço público. Isso acarreta contínuas idas e vindas dos beneficiários aos órgãos públicos, muitas vezes submetendo-se ao deslocamento de longas distâncias sem lograr sucesso nos seus intentos devido ao excesso de burocracia. Infelizmente, isso ocorre em todos os níveis, isto é, desde os superiores responsáveis até o dos auxiliares administrativos, responsáveis diretos pelo atendimento nas linhas de frente, comprovando a insuficiência de uma gestão mais efetiva nesses serviços.

2.3 Da seguridade social ao seguro-saúde

Em 1543, foi fundada por Brás Cubas a Santa Casa de Santos, marco inicial da evolução da seguridade social para uma abrangência maior e que viria a contemplar a área da saúde no Brasil. Como complemento, criou-se o plano de pensão para os empregados, que se estendeu às Santas Casas do Rio de Janeiro e de Salvador, com cobertura ainda para os funcionários das Ordens Terceiras e outras que mantinham hospitais, asilos e orfanatos, da mesma forma que se ofereceram casas de amparo aos seus associados e menos favorecidos na época. Destacamos que a Constituição de 1891 já assegurava socorro público no caso de invalidez aos que prestavam serviços à nação.

O acidente do trabalho, por seu turno, foi regulamentado pela Lei n. 3.724, de 15 de janeiro de 1919, que previa o pagamento de indenizações aos empregados por parte dos empregadores. A Lei n. 6.439, de 1º de setembro de 1977, instituiu o Sistema Nacional de Previdência e Assistência Social (Sinpas), cujo objetivo foi a reorganização do sistema de Previdência Social no país, integrando a assistência médica à gestão administrativa, financeira e patrimonial, todas vinculadas então ao Ministério da Previdência e da Assistência Social. O financiamento era feito pela mesma fonte de custeio: a arrecadação advinda dos percentuais da folha de pagamento dos funcionários de todo e qualquer tipo de empresa, bem como da contribuição patronal.

Conforme esclarece a Associação Nacional dos Servidores Públicos da Previdência e da Seguridade Social (Anasps):

> **Previdência social** ou **seguro social** *é o programa de seguro público que oferece proteção contra diversos riscos econômicos (por exemplo, a perda de rendimentos devido a doença, velhice ou desemprego) e em que a participação é obrigatória. O seguro social é considerado um tipo de segurança social, e de fato os dois termos são por vezes usados como sinônimos.*
>
> *Os programas de seguro administrados por um governo, assim como o seguro do setor privado, fornecem benefícios após a ocorrência de certos eventos segurados, por exemplo, o seguro-desemprego fornece benefícios se o segurado ficar desempregado. Assim como programas de seguros do setor privado, apenas os cidadãos que contribuem para um programa de seguro social são elegíveis para receber benefícios do programa.* (Anasps, 2019, grifo do original)

Para que sejam evitadas falhas de interpretação, é importante salientar que a seguridade social está ligada diretamente à assistência social e não interfere no sistema de assistência à saúde que faz parte do seguro-saúde, cuja gestão no Brasil é realizada pelo SUS.

De acordo com Santos e Brun (2016, p. 1),

com a promulgação da Constituição da República Federal de 1988, a assistência social passou a ser inscrita como política pública, na qualidade de um direito fundamental e social, porém, até hoje ainda é entendida por alguns, como sendo uma prática assistencialista de auxílio aos pobres e alijados do mercado de trabalho.

Em suma, a partir dessa Constituição, a assistência passou a acontecer de maneira efetiva, conferindo assim o direito a cada cidadão de ser assistido pela esfera governamental. Embora alguns ainda interpretem as ações do governo como assistencialistas, ele precisa fazer a sua parte, uma vez que, em termos de cálculos, isso significa nada mais nada menos que um retorno daquilo que o governo arrecada mensalmente por meio de percentuais de desconto em folha de pagamento – tanto do empregado quanto do empregador – e que devem ser devidamente recolhidos pelos cofres públicos.

O fato a ser destacado é que o governo, por si só, também não tem dado conta de prestar toda a assistência necessária e devida. Por essa razão, ainda continuam existindo as entidades não governamentais que complementam a assistência social. Essas ONGs dependem de doações de empresas e da sociedade e, eventualmente, de algum subsídio governamental para a complementação dos recursos. Até aqui, sem novidades. A história simplesmente se repete como tem sido desde os tempos do Brasil Colônia. Desse modo, existindo a competente legislação ou não, na prática vemos um eterno moto-contínuo e com algumas engrenagens permanentemente em processo de manutenção, já que a máquina governamental carece sempre de melhorias que acabam não acontecendo na prática.

Destacamos aqui os principais pontos preconizados pela CF de 1988 em relação à assistência social:

> *Art. 203. A assistência social será prestada a quem dela necessitar, independentemente de contribuição à seguridade social, e tem por objetivos:*
>
> *I – a proteção à família, à maternidade, à infância, à adolescência e à velhice;*
>
> *II – o amparo às crianças e adolescentes carentes;*
>
> *III – a promoção da integração ao mercado de trabalho;*
>
> *IV – a habilitação e reabilitação das pessoas portadoras de deficiência e a promoção de sua integração à vida comunitária; [...].* (Brasil, 1988)

Conforme verificamos diariamente mediante a realidade e pelas informações advindas dos meios de comunicação, a perfeição da lei não vem garantindo sua efetividade na prática, o que é percebido pelas pessoas quando buscam pelos benefícios sociais. São centenas de pessoas que diariamente apresentam queixas e reclamações diante das negativas de seus pleitos.

O surgimento de instituições estaduais, paraestatais e autárquicas deveria contribuir para a ampliação da assistência como um todo, mas infelizmente não é o que vemos na prática, quer pela exiguidade dos recursos, quer pela má distribuição deles. Sabemos que esses recursos são abundantemente arrecadados pela esfera governamental e que deveriam ser efetivamente canalizados para tais finalidades. No entanto, há os que defendem que o sistema melhorou consideravelmente com a municipalização do sistema.

> A proposição de municipalização levou, de fato, à prefeiturização, ou seja, ao atribuir aos municípios a responsabilidade pelos serviços sociais básicos, as gestões estaduais sentiram-se desobrigadas de carrear recursos para tal finalidade, o que se caracterizou como um retrocesso. (Sposati, 2013, p. 10)

Como bem sabemos, a maioria das prefeituras Brasil afora se encontra em situação extremamente limitada e em condições financeiras nada favoráveis, algumas até literalmente falidas. Dessa forma, efetivamente o que acontece é um verdadeiro lavar de mãos por parte da União e dos Estados, passando a responsabilidade totalmente às prefeituras, que realizam uma espécie de arremedo de assistência social. Esta é prestada sem qualquer qualidade ou dignidade, mas que é altamente meritória a qualquer ser humano nascido neste país, seja contribuinte, seja não contribuinte, visto que a situação de miséria social na maioria das vezes não é um desejo pessoal, mas uma circunstância eventual na vida de qualquer pessoa.

Devido à falta de recursos e à necessidade de enquadramento à Lei de Responsabilidade Fiscal, as prefeituras têm um grande fator limitador da contratação de um maior número de empregados para suprir suas reais demandas. No entanto, a prefeiturização encontra reiteradamente a limitação quanto à sua exequibilidade, o que ocorre em face dos recursos financeiros insuficientes, visto que os percentuais ficam limitados ao erário municipal que, na maioria dos casos, não possui dotação orçamentária para tal. O município tampouco consegue produzir qualquer transformação de ordem fiscal para aumentar a arrecadação com vistas a essa finalidade, uma vez que estaria incorrendo em irregularidades que iriam colidir com o que estabelece a CF, a qual define percentuais claros para a União, os estados e os municípios.

Sposati (2009, p. 14) reforça em seu artigo "Modelo brasileiro de proteção social não contributiva: concepções fundantes", sobre a inserção da assistência social no cenário nacional, que

> *a inclusão da assistência social na seguridade social foi uma decisão plenamente inovadora. Primeiro, por tratar esse campo como conteúdo da política pública, de responsabilidade estatal, e não como uma nova ação, com atividades e atendimentos eventuais. Segundo, por desnaturalizar o princípio da subsidiariedade, pelo qual a função da família e da sociedade antecedia a do Estado. [...] Terceiro, por introduzir um novo campo em que se efetivam os direitos sociais.*

Como objeto especial dos nossos estudos, vemos que em termos de legislação beiramos à perfeição. No entanto, vale destacar a real necessidade de gestão, levando em conta que as dotações orçamentárias em quaisquer das esferas governamentais tão cedo não irão sofrer mudanças e tampouco serão incrementadas devido ao excessivo desequilíbrio orçamentário pelo qual vem passando o governo federal nos últimos anos. Assim sendo, prefeituras que têm maior capacidade de arrecadação e de gestão conseguem ter iniciativas mais exitosas, posto que as ações necessitam efetivamente dos recursos.

De modo especial, as administrações municipais situadas no interior dos estados e as que, embora localizadas em importantes capitais como o Rio de Janeiro, herdaram uma situação financeira caótica motivada por questões de má gestão, carecem de uma reformulação geral com maior competência administrativa para a adequação dos seus processos e de seu sistema de gerenciamento.

2.4 Considerações sobre o seguro-saúde no Brasil

Antonio Ivo de Carvalho (2013, p. 21), em seu artigo "Determinantes sociais, econômicos e ambientais da saúde", comenta:

> A saúde é um fator-chave para um amplo espectro de metas da sociedade. A abordagem dos determinantes sociais identifica a distribuição da saúde – medida pelo grau de desigualdade em saúde – como um importante indicador não só do nível de igualdade e justiça social existente numa sociedade, como também do seu funcionamento como um todo. Portanto, as iniquidades em saúde funcionam como um indicador claro do sucesso e do nível de coerência interna do conjunto de políticas de uma sociedade para uma série de setores. Sistemas de saúde que reduzem as iniquidades em saúde oferecendo um melhor desempenho e, assim, melhorando rapidamente as condições de saúde de grupos carentes acabarão por oferecer um desempenho mais eficiente também para todos os estratos sociais.

Dadas as suas dimensões geográficas de caráter continental, o Brasil convive, infelizmente, com imensas desigualdades de ordem social e econômica, o que determina consequentemente um grau de complexidade bastante expressivo na oferta de serviços de saúde à população. Hospitais e clínicas dependem substancialmente do seguro-saúde do sistema público representado pelo SUS, cujo suporte financeiro está totalmente centrado na esfera governamental por meio do Ministério da Saúde. É esse ministério que estabelece as tabelas remuneratórias dos vários procedimentos e da assistência médica e seus respectivos ajustes e reajustes.

O SUS e toda a sua regulamentação representam o resultado de um processo de embates teóricos e políticos. Apresentam, inclusive, inúmeras dificuldades para a sua operacionalização, bem como vinculações de ordem política enfrentadas cotidianamente pelo setor da saúde, o que historicamente é veiculado na mídia e nos noticiários, que mostram muitas situações de insatisfação por parte da população assistida. Entretanto, seu cerne e base reguladora residem em um único aspecto que pode ser motivo de debate, mas que por natureza é redundante: os problemas relacionados à gestão e ao financiamento.

Certamente esse é um ponto que não vem progredindo nos últimos tempos e tampouco apresentando ações concretas que indiquem sinais de reversão das diferenças e de preenchimento das lacunas cotidianamente apontadas pelos órgãos de comunicação. Represamento de cirurgias básicas; horas de espera por atendimento; centenas de quilômetros percorridos para uma sessão de hemodiálise em centros regionais; gestantes que dão à luz em plena rua ou em um meio de transporte qualquer sem a mínima assistência; acidentados que perdem um membro dada a demora no implante de uma prótese cirúrgica no tempo certo; fraudes sucessivas nos procedimentos para melhor valoração de serviços realizados por profissionais; e outras tantas situações fazem parte de um cabedal de verdadeiras tragédias que acompanham um povo por demais cansado de sofrer diante do descaso das autoridades na promoção de uma gestão mais eficaz do sistema.

Pelo que se observa na atuação do Ministério da Saúde de um modo geral, defendemos a tese da falta absoluta de gestão no sistema de saúde, uma vez que recursos aparentemente não faltam, mas são lamentavelmente distribuídos de forma nada competente. Assim, em contrapartida, vemos todos os dias na mídia casos de hospitais fechando as portas devido a dificuldades financeiras e equipamentos em processo de deterioração em porões de hospitais públicos, em detrimento de uma população carente por assistência. De igual maneira, os agendamentos de cirurgias e procedimentos de alta complexidade também são constantemente postergados. Nas unidades de saúde vinculadas à gestão municipal, médicos não comparecem ao expediente, regulado por lei em quatro horas diárias, e não sofrem qualquer punição – esta, aliás, somente cabe a outros trabalhadores. Soma-se a isso o fato de que a gestão municipal não encontrou até hoje mecanismos minimamente aplicáveis ao sistema para o estabelecimento de um controle mais adequado.

De igual maneira, ignorando as necessidades de custeio, o Ministério da Saúde continua realizando a destinação de equipamentos médicos e outros na área de tecnologia da informação médica, os quais remanescem sem uso nos corredores dos hospitais. Todavia, de nada adianta que sistemas de informação modernos sejam disponibilizados pelo complexo aparelho de saúde formado pela União, estados e municípios se a cultura de trabalho instalada não for modificada e transformada naquilo que é efetivamente necessário, a exemplo do que já acontece com as instituições privadas.

> Em 2014, a Secretaria de Estado de Saúde do Paraná fez parte de um programa denominado *HOSPISUS*, patrocinado pelo Ministério da Saúde e que garantia investimentos nos hospitais que enviassem representantes para um curso de pós-graduação em gestão hospitalar, o qual tive a oportunidade de coordenar. Em um primeiro momento, a iniciativa provocou bastante entusiasmo entre os participantes e apresentou excelentes resultados, frutos dos trabalhos de conclusão de curso baseados em ações intervencionistas em suas unidades de origem.

No entanto, como o trabalho carecia de um programa de educação continuada, que na realidade não aconteceu, o efeito prático, na verdade, se tornou pouco perceptível, não obstante o fato de que o esforço de muitos sempre foi permeado por ideias factíveis. Lamentavelmente, na sequência, poucos projetos tiveram a aplicação concreta para que pudessem apresentar resultados mais adequados e palpáveis.

Mais recentemente, medida semelhante em matéria de treinamento e desenvolvimento foi ensejada pela Associação dos Consórcios Intermunicipais de Saúde do Estado do Paraná (Acispar), que ofereceu um curso – também de pós-graduação em Gestão na Saúde – o qual também coordenei. Com um pouco mais de efetividade, porém, com alguns casos apresentando resultados pouco consistentes, a iniciativa revestiu-se de relativo sucesso. O grande problema é que ações dessa natureza são isoladas e proporcionam pouco efeito concreto se não tiverem continuidade, a qual evidentemente está sempre atrelada à necessidade de financiamento, o que é objeto de ações meramente pontuais. De fato, atividades como essas deveriam ser permanentes, e não ocasionais.

A saúde não deve ser tratada apenas como ausência de doenças, uma vez que os organismos do setor têm dificuldades até mesmo para trabalhar nas questões relativas à prevenção. A estrutura que deveria cuidar da gestão dos diversos serviços relativos tanto à prevenção quanto à cura das doenças atua ainda com baixíssimo nível de comprometimento. Aliás, isso tem sido evidenciado ultimamente com a volta de doenças que tinham sido erradicadas há muito tempo, como sarampo, varicela, caxumba etc. Isso sem contar as recentes epidemias desencadeadas pelo mosquito da dengue que tantos danos trouxeram à população por falta absoluta de controle e acompanhamento dos sistemas de saneamento básico.

Encontramos ainda capitais importantes Brasil afora, principalmente no Norte e no Nordeste, onde a ausência de serviços sanitários básicos, caracterizados por esgoto a céu aberto, vem comprometendo seriamente a saúde da população. Tal situação proporciona consequências danosas ao sistema e redunda em ônus aos organismos assistenciais ligados ao Ministério da Saúde em última análise. Em suma: falta absoluta de gestão.

Com vistas a esse contexto, transformações radicais são altamente necessárias no atual conceito de serviços de saúde. As mudanças devem ocorrer tanto nos aspectos da cultura da população, a qual enxerga no sistema de saúde um mero paternalismo, quanto na efetiva gestão dos serviços, que ocorre de maneira precária no âmbito governamental. Devemos considerar as condições de ordem cultural, já anteriormente citadas, como fatores limitadores para uma gestão mais adequada da saúde.

Da mesma maneira, alguns hospitais e clínicas já não atendem mais pacientes que têm cobertura pelo SUS e optam por atender exclusivamente aqueles que têm planos de saúde privada – alguns com maior representatividade que outros e que apresentam tabelas de remuneração mais adequadas à realidade. Isso se mostra a despeito de ainda encontrarmos no mercado de saúde privada planos com cobertura totalmente inadequada, já que possuem um universo de segurados ou beneficiários significativamente menor, apresentando alguma dificuldade até mesmo para o cumprimento dos pagamentos em tempo hábil.

Um volume ainda menor de beneficiários é representado por planos de autogestão, ligados e geridos diretamente pelas empresas que os mantêm, com sistema remuneratório em consonância com as suas possibilidades e negociado diretamente com os estabelecimentos assistenciais, levando em conta interesses mútuos para a cobertura das situações fortuitas de seus colaboradores.

No bojo desse sistema estão ainda as seguradoras constituídas por grupos que apresentam produtos mais diversificados em seu portfólio, entre os quais está o seguro-saúde. Estas apresentam uma limitação maior de negociação com hospitais e clínicas, visto que geralmente possuem planos de cobertura nacional e situam-se num plano mais abrangente, obedecendo fielmente aos mesmos critérios em todos os estados da Federação.

Consideremos que hoje o SUS não representa em si mais um órgão público com características autônomas, pois seu funcionamento depende não só das três esferas de governo, mas também do setor privado. A rede pública de hospitais sozinha não tem condições de prestar todos os serviços necessários ao atendimento da população. Por isso, a assistência precisa, de alguma forma, ser suprida com a contratação complementar da rede privada, a qual interage com o sistema como um todo, ofertando principalmente as carências que a rede pública não tem condições de absorver. Estamos falando de serviços de média e alta complexidades, como procedimentos cirúrgicos de modo geral; áreas de especialidade, como cirurgia cardíaca, tratamento de obesidade mórbida, tratamento especializado em câncer, entre outros. Dentro dessa lógica, hospitais, clínicas e outros serviços contratados e conveniados devem se adequar às normas do serviço público, isto é, ofertar aos usuários do SUS os mesmos direitos que o sistema público oferece, o que inclui prevenção, cura e recuperação.

Um marco importante nos serviços do SUS foi o estabelecimento das Unidades de Pronto Atendimento (UPAs) regulamentado pela Portaria n. 342, de 4 de março de 2013 (Brasil, 2013a), a qual redefiniu

as diretrizes para implantação do Componente Unidade de Pronto Atendimento (UPA 24h) em conformidade com a Política Nacional de Atenção às Urgências, e dispõe sobre incentivo financeiro de investimento para novas UPA 24h (UPA Nova) e UPA 24h ampliadas (UPA Ampliada) e respectivo incentivo financeiro de custeio mensal.
(Brasil, 2013a)

Outro aspecto que caracteriza o SUS é a observância das diretrizes que estabelecem suas normas reguladoras, como os princípios que regem sua organização: a **regionalização** e a **hierarquização**, as quais instituem que a organização dos serviços deve ser estabelecida em níveis de complexidade tecnológica crescente e distribuída por área geográfica, a qual é devidamente delimitada em conformidade com a população alvo da assistência (Brasil, 1990c). Todo esse planejamento deve estar organizado na razão direta dos critérios epidemiológicos, os quais determinam e regulam as diversas modalidades de assistência, visando à qualidade e à resolutividade aos usuários que acessam o sistema.

Todo esse planejamento é definido de forma a possibilitar maior conhecimento da população em relação a ações como a medicina da família, prática desenvolvida em muitos municípios brasileiros. Esse serviço é prestado por médicos e outros profissionais especializados, de modo a integrar as unidades de saúde com os serviços ambulatoriais e hospitalares, próprios ou conveniados, de acordo com o grau de complexidade demandado. A integralidade do sistema, dessa maneira, é formada pelos serviços primários disponibilizados à população por meio das unidades de saúde com gestão dos municípios, complementados por serviços qualificados geralmente contratados na rede privada.

2.5 As bases legais que permeiam o Sistema Único de Saúde (SUS)

Sobre a assistência à saúde da população, a CF, no art. 196, reconhece a saúde como

> *direito de todos e dever do Estado, garantido mediante políticas sociais e econômicas que visem à redução do risco de doença e de outros agravos e ao acesso universal e igualitário às ações e serviços para sua promoção, proteção e recuperação.* (Brasil, 1988)

Durante os últimos anos, o processo de implantação e consolidação do SUS, desde sua concepção, vem sendo objeto de inúmeros instrumentos normativos como forma de regulamentação e de estabelecimento prático de seus objetivos, diretrizes e princípios. A Carta Magna estabelece ainda, no art. 198, as diretrizes e os princípios do SUS, conforme podemos verificar em seguida.

O SUS caracteriza-se por alguns pontos fundamentais que definem o chamado princípio doutrinário que o norteia, quais sejam:

- **Universalidade**: Princípio que garante a atenção à saúde a todos os cidadãos como direito constitucional. De acordo com o art. 196 da Constituição: "A saúde é um direito de todos e dever do Estado" (Brasil, 1988). A universalidade assegura ao indivíduo o direito de acesso a todos os serviços públicos de saúde, que incluem exames preventivos em órgãos de saúde pública, hospitais, unidades de saúde do Estado e dos municípios, bem como laboratórios de análises clínicas e clínicas especializadas em diagnóstico, como raios-X, tomografia e ressonância magnética, sendo estas estruturas próprias, contratadas ou conveniadas. Além disso, prevê o fornecimento de medicamentos da chamada *farmácia popular*, bem como aqueles de alto custo, que devem ser disponibilizados pelos órgãos próprios do governo a pacientes portadores de doenças crônicas.

- **Equidade**: Princípio criado com o objetivo de diminuir as desigualdades. Existe aqui uma pequena diferença entre o que podemos entender por *equidade* e *desigualdade*, pois, não obstante os serviços serem disponibilizados como um direito de todos, há necessidades diferenciadas entre as pessoas. Nesse sentido, *equidade* se define como garantia a todas as pessoas em igualdade de condições, visando facilitar o acesso a todo o aparelho de saúde disponível, bem como aos diversos serviços nos respectivos níveis de complexidade ou não disponíveis no sistema.
- **Integralidade**: Princípio cuja característica é a oferta de serviços de promoção, proteção e reabilitação da saúde. Isso significa que as ações voltadas à promoção desses serviços devem se integrar a um sistema que promova a assistência integral. Em outras palavras, que disponibilize unidades prestadoras de serviços em seus diversos níveis, com vistas a aprimorar de modo significativo o acesso a todos quantos deles necessitem, melhorando sua qualidade.
- **Descentralização da gestão**: Sem dúvida, um elemento importantíssimo em todo o sistema de saúde concebido pela Constituição em vigor. Implica o estabelecimento dos níveis de competência das esferas federal, estadual e municipal. Na verdade, a maior parte da execução das ações de saúde cabe aos municípios, como comentado anteriormente. Em alguns casos, como acontece em Curitiba (PR), foi conferida a chamada *gestão plena*. Isso significa que o governo federal transfere mensalmente determinado valor à Secretaria da Saúde

do Estado do Paraná, e esta, por sua vez, repassa os recursos à Secretaria de Saúde de Curitiba para que dê cobertura às suas diversas ações. A gestão plena acontece na medida em que a municipalidade procura prioritariamente concentrar os recursos no aparato próprio da saúde por ela administrado. Em seguida, em relação aos serviços de que não dispõe, busca a contratação mediante o estabelecimento de convênios com hospitais, laboratórios, serviços diversos e tudo o mais que possa colocar a serviço da população.

O volume financeiro distribuído ao município contemplado com a gestão plena é proporcional ao tamanho da sua população. Como ocorrem movimentos migratórios com certa constância, é comum que cidades como Curitiba acabem atendendo a pacientes advindos de outras (próximas, mais distantes e até mesmo de outros estados), devendo aí ocorrer a chamada *compensação*, cujo controle acontece por meio da Central de Regulação da Secretaria Municipal de Saúde. Trata-se de uma gestão bastante complexa, uma vez que a cidade de origem que gerou atendimento deverá repassar o respectivo valor àquela que o realizou de acordo com a tabela do SUS.

Os princípios e as diretrizes do SUS constam na CF de 1988 e foram regulamentados e reafirmados no capítulo II, art. 7º, da Lei n. 8.080, de 19 de setembro de 1990, conforme disposto a seguir:

> *CAPÍTULO II: Dos Princípios e Diretrizes*
>
> *[...]*
>
> *Art. 7º As ações e serviços públicos de saúde e os serviços privados contratados ou conveniados que integram o Sistema Único de Saúde (SUS) são desenvolvidos de acordo com as diretrizes previstas no art. 198 da Constituição Federal, obedecendo ainda aos seguintes princípios:*

I – universalidade de acesso aos serviços de saúde em todos os níveis de assistência;

II – integralidade de assistência, entendida como um conjunto articulado e contínuo das ações e serviços preventivos e curativos, individuais e coletivos, exigidos para cada caso em todos os níveis de complexidade do sistema;

III – preservação da autonomia das pessoas na defesa de sua integridade física e moral;

IV – igualdade da assistência à saúde, sem preconceitos ou privilégios de qualquer espécie;

V – direito à informação, às pessoas assistidas, sobre sua saúde;

VI – divulgação de informações quanto ao potencial dos serviços de saúde e sua utilização pelo usuário;

VII – utilização da epidemiologia para o estabelecimento de prioridades, a alocação de recursos e a orientação programática;

VIII – participação da comunidade;

IX – descentralização político-administrativa, com direção única em cada esfera de governo:

a) ênfase na descentralização dos serviços para os municípios;

b) regionalização e hierarquização da rede de serviços de saúde;

X – integração, em nível executivo, das ações de saúde, meio ambiente e saneamento básico;

XI – conjugação de recursos financeiros, tecnológicos, materiais e humanos da União, dos Estados, do Distrito Federal e dos Municípios, na prestação de serviços de assistência à saúde da população;

XII – capacidade de resolução dos serviços em todos os níveis de assistência; e

XIII – organização dos serviços públicos de modo a evitar duplicidade de meios para fins idênticos. (Brasil, 1990a)

O texto citado estabelece as diretrizes do sistema em toda a sua abrangência e contempla efetivamente uma amplitude bastante importante: desde as ações preventivas da saúde até o encaminhamento para a resolutividade plena dos problemas que afetam o indivíduo. Todavia, esbarra num problema que se cronifica há anos, que é a exiguidade de recursos financeiros essenciais para que tudo seja disponibilizado a contento e de maneira adequada às necessidades da população.

Importante!

Novamente – já com certa redundância – podemos constatar que uma ação de saúde, quer preventiva, quer curativa, quer de recuperação, não acontece meramente pela falta de uma gestão mais competente em todas as esferas. Hospitais com capacidade de resolutividade deveriam melhor atuar para que os vários planos acontecessem satisfatoriamente, principalmente com vistas ao paciente, desde o atendimento primário até os outros planos.

Sob o ponto de vista de sistema de saúde, o SUS é mundialmente considerado modelo assistencial em termos de saúde pública. Ele abrange desde o atendimento básico, passando pelos de média até os de alta complexidade, culminando com amplas possibilidades de resolutividade. Oferece atendimento ambulatorial, emergencial, dispõe de possibilidades para exames complementares de diagnóstico e tratamento. Suas unidades de atendimento 24 horas contam com áreas de internação para observação até que ocorra o encaminhamento a um hospital de maior resolutividade, caso seja necessário. Além disso, está amparado pela

Constituição, prevendo ampla cobertura a toda a população como obrigação do Estado e direito do cidadão.

Outro elemento de grande importância no sistema é o atendimento móvel de urgência e emergência. Inicialmente, em conjunto com o Corpo de Bombeiros da Polícia Militar em cada localidade, foi criado o Sistema Integrado de Atendimento Emergencial (Siate). Na ocasião, estabeleceram-se protocolos adequados para tal, quando também se concebeu a figura dos paramédicos. Esses profissionais fazem parte das equipes de socorristas do sistema e são objeto de treinamento contínuo para o melhor exercício das funções. Mais tarde, seguindo a mesma linha de atendimento do Siate, porém com foco no atendimento clínico, foi criado o Serviço de Atendimento Móvel de Urgência (Samu).

2.6 Vantagens e desvantagens do Sistema Único de Saúde (SUS)

O SUS é uma das mais inteligentes ideias para agilização e operacionalização de um sistema de saúde no mundo todo. Os sistemas de informação que permeiam o organismo são bastante eficientes e têm sido continuamente objeto de melhorias, oferecendo segurança e elementos gerenciais bastante consistentes. Estão integrados a toda uma rede que inicia com o processo de agendamento de consultas e exames, atendendo a todas as outras necessidades dos pacientes, como emissão da guia de internação, autorizações diversas e todo o complexo burocrático, culminando com o faturamento ambulatorial e hospitalar totalmente integrados e que permitem aos diversos prestadores de serviços o acesso aos relatórios em tempo real.

Entretanto, apresenta também inconsistências, como a produção de erros em termos de rejeição de procedimentos realizados pelos prestadores, o que causa sérios problemas à gestão. Um exemplo clássico acontece com hospitais credenciados, que, ao final do mês, apresentam determinado montante de faturamento e no mês seguinte recebem um valor inferior como crédito. Isso provoca sérias dificuldades orçamentárias e financeiras, prejudicando sensivelmente a gestão do fluxo de caixa desses estabelecimentos, os quais costumeiramente necessitam recorrer aos onerosos empréstimos bancários para a complementação do seu orçamento.

Os maiores problemas apresentados pelo SUS estão ligados ao sistema de atendimento, o que faz com que a saúde brasileira seja alvo de várias críticas por parte da população. Críticos e estudiosos do assunto alegam que o SUS funciona melhor que o sistema americano de saúde. Todavia, carece ainda de recursos financeiros adequados para que se complete e satisfaça a necessidade da base, formada por prestadores que dão sustentabilidade ao sistema. Ao contrário do Brasil, o sistema americano não contempla a universalização dos atendimentos. Mesmo no governo de Barack Obama, esse foi um aspecto que não avançou, e no de Trump as chances de evolução são extremamente restritas, pois este presidente pretende realizar mudanças substanciais que certamente trarão sérios problemas à população assistida.

No sistema brasileiro, temos a evolução acelerada dos custos de saúde, motivada por novas descobertas em termos de materiais e medicamentos, bem como o avanço da longevidade da população, o que encarece sensivelmente todos os itens.

Apesar da boa concepção do SUS em termos de legislação, para algumas pessoas que se valem da assistência pelo sistema ele deixa muito a desejar devido às controvérsias existentes na qualidade de atendimento. Evidentemente, se fizermos uma radiografia do sistema Brasil afora iremos constatar hospitais com lotação extrema, doentes deitados em corredores, espera demasiada por uma simples consulta, agendamento de cirurgias ou de tratamentos especiais com datas muito distantes. Em comparação com o sistema americano, o SUS ainda ocupa a dianteira, graças à ousadia de sua proposta e à democratização dos atendimentos. Todavia, é uma tese maravilhosa que, na prática, carece de complementos importantes que não vêm acontecendo nos últimos tempos.

Ao estabelecermos um comparativo entre o SUS e o sistema público de saúde vigente no Canadá, onde o tempo de espera é exíguo ou praticamente inexistente na maioria dos casos, realmente o nosso sistema fica anos-luz atrás, visto que lá são priorizados os atendimentos, ainda que especializados, colocando o doente sempre em primeiro lugar.

A questão financeira, por seu turno, é controversa.

> Em uma cerimônia da qual participei em um hospital de Curitiba, uma autoridade local informou em seu discurso que tem disponibilizado cerca de R$ 7 milhões mensais para a cobertura dos atendimentos, e desafiou o hospital a aumentar o número de pessoas atendidas e que, em contrapartida, poderia dispor de mais recursos financeiros (Macedo, 2018).

É claro que mais dinheiro é o que pode trazer uma melhora considerável para que os estabelecimentos credenciados pelo SUS possam ofertar aos usuários um atendimento mais adequado e comparável ao que é oferecido por países de primeiro mundo.

No entanto, do discurso para a prática isso ainda está bastante longe da efetiva realidade.

No que se refere ao tratamento de longo prazo, principalmente levando-se em conta os casos de doenças crônicas, o custo é extremamente elevado. O fato de que tratamentos de câncer ou transplantes, de modo geral, tenham a cobertura pelo SUS atrai pacientes que possuíam um plano de saúde de uma operadora qualquer e que receberam desta a negativa de continuidade de cobertura. O ônus vai mais adiante quando consideramos os portadores de HIV ou dependentes de tratamento quimioterápico ambulatorial ou domiciliar e que recebem mensalmente toda a medicação fornecida pelo SUS.

Vale aqui talvez nos perguntarmos: Por que as coisas são tão difíceis quando os atendimentos são realizados pelo SUS? A resposta cabe a cada um de nós, pois provavelmente a solução final esteja principalmente nas mãos dos novos gestores que estão surgindo no mercado. Inegavelmente, é preciso que a atual geração de políticos – principalmente aqueles ligados aos ministérios que devem ser arejados e reordenados em suas ações – possa conceber e implantar novos modelos de gestão.

Como já vimos, em termos de legislação, o sistema foi relativamente bem concebido (possui uma fonte de financiamento bem definida, é bem estruturado e hierarquizado), contudo, carece de alvos mais claros em relação à destinação efetiva dos recursos e de uma gestão que torne seu funcionamento mais ágil, mais leve e com processos que realmente fluam com maior eficiência.

Um exemplo do que já percebemos em termos de melhoria e que vale a pena ser conhecido e pesquisado, principalmente pela nova geração de gestores, são os consórcios de saúde que atuam em grande maioria no interior dos estados brasileiros. O Paraná, pela experiência que vem apresentando com esses organismos, tem sido um exemplo claro e preciso de que esse é um modelo que realmente funciona e tem demonstrado sua real eficiência e efetividade. Há um comprometimento dos gestores dos consórcios, que são constituídos por unidades de saúde conveniadas às prefeituras das cidades do interior e que colocam a humanização do atendimento como prioridade fundamental.

> Em um curso destinado a esses gestores, o qual tive a oportunidade de coordenar e participar, a equipe da instituição onde eu trabalhava percebeu tal comprometimento e entusiasmo estampados nas atitudes e ações manifestadas pelos participantes de forma bastante concreta e eloquente. Alguns são ainda bastante jovens e carecem de maturidade em termos de conhecimento e desenvolvimento de gestão, mas já demonstram capacidade de liderança ímpar, o que se traduz em suas ações voltadas à formação de equipes multidisciplinares em cada uma das unidades de saúde. Isso tem trazido resultados altamente positivos, não obstante a dependência do fator financeiro, recurso indispensável em qualquer iniciativa, quer na área da saúde, quer em qualquer ramo de negócio. Nesse ponto, ressaltamos que a saúde também precisa hoje ser tratada verdadeiramente como um negócio se quisermos viabilizar um atendimento mais digno e mais humano com qualidade reconhecida pela população.

A CF é clara quando mantém o foco na questão dos direitos da população, e nela tudo está bastante claro e explícito. Carecemos, sim, de uma efetiva gestão pública do sistema, e sabemos muito bem que a máquina governamental no Brasil sempre andou com movimentos paquidérmicos e que muitas vezes se perde em seus reais objetivos, infelizmente cedendo aos interesses pessoais, e não aos da coletividade.

O fator remuneração – no qual um médico ganha quatro vezes menos nas consultas do SUS do que naquelas prestadas aos usuários dos planos de saúde – acaba por representar uma barreira. Apesar disso, não julgamos que isso deva diminuir a qualidade do atendimento, uma vez que cada profissional pode e deve fazer sua opção. As estruturas de serviço, como hospitais, laboratórios e centros de diagnóstico, também necessitam de uma remuneração mais coerente com os serviços que prestam. Sabemos que isso realmente não vem ocorrendo há bastante tempo, com poucas chances de adequação pelo atual governo, haja vista a absoluta falta de canalização de recursos dignos à área da saúde.

Ainda assim, os consórcios de saúde são exemplos de atendimento com qualidade, apesar de que também carecem de recursos financeiros, bem como de outros aparatos da saúde (laboratórios, clínicas). Hospitais localizados em regiões onde a participação da comunidade é mais efetiva têm conseguido realizar um trabalho baseado no esforço coletivo. Este vem levando à população serviços se não ideais, ao menos agregados a uma dignidade mais efetiva, com uma proximidade maior ao que seres humanos realmente merecem.

Um aspecto que merecerá atenção maior dos governos nos próximos anos será, sem dúvida, a definição de uma fonte mais efetiva para o financiamento do sistema. A população atinge hoje maiores índices de longevidade, com considerável diminuição de poder aquisitivo e necessidade cada vez maior de acesso aos avanços da ciência médica. Urge uma mudança na Constituição em relação à universalização do atendimento, visto que o governo possivelmente não terá os meios para fazê-lo em face de todas as demandas que irão surgir. Novos medicamentos certamente serão introduzidos em detrimento dos já existentes e que tornarão os tratamentos mais onerosos. Com o direito constitucional devidamente assegurado, a população irá se valer da prerrogativa de buscar por esses atendimentos em sua plenitude.

De acordo com o jornal *O Estado de S. Paulo* (Chade, 2018), o Brasil gasta apenas 7,7% do seu orçamento geral com saúde; o restante depende de a própria população – no caso, daqueles que detêm maior poder aquisitivo – realizar desembolsos como pacientes particulares quando necessitam do sistema, se desejarem um atendimento mais rápido e efetivo, ou contribuir para os planos privados de saúde. Segundo a publicação, o ideal seria algo em torno de 9,9% a 12,5% do orçamento geral, a exemplo dos países europeus (Chade, 2018).

Todavia, isso está longe de acontecer, uma vez que estados e municípios, em sua maioria, encontram-se em situação falimentar ou pré-falimentar pela falta absoluta de verbas, cenário motivado por anos de má gestão. É preciso levar em conta aqui que o SUS foi concebido como um sistema que necessita da participação de recursos advindos dos estados e municípios. Em situação semelhante ou talvez até pior está o governo federal, que vem adequando o orçamento anual apenas por decretos, enquanto déficits estratosféricos são acumulados a cada mês num orçamento que realmente jamais se equilibra.

2.7 Considerações sobre a Emenda Constitucional n. 29, de 13 de setembro de 2000

A Emenda Constitucional de n. 29, de 13 de setembro de 2000, *altera os Artigos 34, 35, 156, 160, 167 e 198 da Constituição Federal e acrescenta artigo ao Ato das Disposições Transitórias, para assegurar os recursos mínimos para o financiamento das ações e serviços públicos de saúde.* (Brasil, 2000)

Esse já foi, sem dúvida, um passo importante e que pode representar, com certa dose de paciência – até que os recursos disponibilizados pelas três esferas governamentais sejam efetivamente equilibrados –, uma saída para os atuais problemas do financiamento ao sistema público de saúde no Brasil. Evidentemente, tudo isso tem um custo e deve ser oneroso principalmente para o governo federal, mas certamente é a grande solução para a melhoria de qualidade do SUS.

O fato de reiterar que os recursos mínimos para o financiamento das ações e dos serviços públicos de saúde estejam assegurados é um grande passo. Isso significa que a Federação reconhece sua obrigação não somente em arrecadar, mas em repassar os valores a quem de direito pertencem. Outro aspecto relevante é a garantia na essência e na definição de que as ações sejam descentralizadas, sendo o Ministério da Saúde um órgão organizador e normatizador do sistema, sem exercer interferência direta nas ações de cada estado ou município. É preciso considerar que vivemos num país de dimensões geográficas continentais, o que torna praticamente impossível uma ação continuada da Federação que torne a gestão eficiente em todos os cantos dele, considerando-se as distâncias imensas que separam os estados e os municípios.

Conforme dispõe o art. 160 da emenda:

Art. 160. É vedada a retenção ou qualquer restrição à entrega e ao emprego dos recursos atribuídos, nesta seção, aos Estados, ao Distrito Federal e aos Municípios, neles compreendidos adicionais e acréscimos relativos a impostos. (Brasil, 2000)

Assim, o que é arrecadado em impostos deve ser transformado em recursos efetivamente destinados e repassados à área da saúde sem qualquer discussão. Evidentemente deve haver aqui, como disposto na própria emenda, a devida fiscalização e até mesmo auditoria a ser realizada pelos órgãos próprios dos estados e municípios, principalmente por estes últimos quando se tratar de municípios. É o caso de Curitiba, onde a gestão da saúde é exercida em caráter de gestão plena pela Secretaria Municipal de Saúde.

Cabe, assim, a cada uma das secretarias a contínua organização, avaliação e fiscalização sobre a capacidade de atendimento em cada município para o efetivo funcionamento do sistema. Desse modo, em não possuindo o aparato próprio e pleno para o atendimento à saúde da população, a prioridade sempre é dada aos hospitais e demais serviços que manifestarem desejo em melhorar e aumentar quantitativamente os atendimentos ao SUS.

Referindo-se ao art. 198 da Constituição vigente, a emenda em pauta estabelece ainda:

> § 1º. O sistema único de saúde será financiado, nos termos do art. 195, com recursos do orçamento da seguridade social, da União, dos Estados, do Distrito Federal e dos Municípios, além de outras fontes. (Brasil, 2000)

O parágrafo define de vez que o financiamento à saúde pública deve ser executado de forma tripartite, ou seja, com a participação da Federação, dos estados e dos municípios. Mais adiante, a emenda ainda reforça:

> Art. 198. As ações e serviços públicos de saúde integram uma rede regionalizada e hierarquizada e constituem um sistema único, organizado de acordo com as seguintes diretrizes:

I – descentralização, com direção única em cada esfera de governo;
II – atendimento integral, com prioridade para as atividades preventivas, sem prejuízo dos serviços assistenciais;
III – participação da comunidade. (Brasil, 2000)

Fica claro que as fontes de financiamento poderão ser diversificadas em cada município, principalmente tendo em vista as possibilidades de maior ou menor participação da comunidade. Um exemplo eloquente que reflete tal situação é o caso de cidades e até mesmo de algumas colônias agrícolas localizadas no interior dos estados onde iniciativas da própria população têm contribuído sensivelmente para uma assistência social e da saúde bastante consistente. Um exemplo claro é a Colônia Entre Rios, em Guarapuava, onde a Cooperativa Central Agrária assumiu a questão da saúde local e da educação básica e tem contribuído enormemente para com os aspectos culturais daquela localidade. Trata-se de iniciativa ímpar e que deveria servir de modelo ao restante do país. Isso certamente diminuiria as diferenças sociais e facilitaria em muito o acesso à saúde dos cidadãos, principalmente nas localidades em que isso se torna quase impossível.

2.8 Análise das principais inovações trazidas pela LC n. 141, de 13 de janeiro de 2012, que regulamentou a EC n. 29/2000

Conforme verificado, a Constituição de 1988 trouxe mudanças substanciais no que se refere ao exercício do papel estatal nas ações da saúde e destinação da seguridade social para esse importante ente até então confusamente estabelecido. A descentralização para estados e municípios também foi um avanço importante e que criou um arcabouço jurídico mais consistente para que as diversas esferas de governo tivessem suas ações devidamente definidas.

A CF conferiu relevância à área da saúde nos termos estabelecidos pelo art. 196, no qual a saúde passa a ser "direito de todos", independentemente de condição e sem o estabelecimento de quaisquer restrições a quem quer que seja, não havendo discriminação na prestação de serviços nos diversos níveis e esferas governamentais. Dessa forma, qualquer cidadão deve ter livre acesso ao sistema, sem importar a situação econômica ou qualquer nível de dependência dele. Da mesma forma, a Carta Magna prevê também ações preventivas que devem ser desenvolvidas no combate ao risco de doenças e outras circunstâncias que possam limitar o acesso e a recuperação das pessoas.

O art. 3º da Lei n. 8.080/1990 estabelece que a saúde tenha como fatores

> *determinantes e condicionantes, entre outros, a alimentação, a moradia, o saneamento básico, o meio ambiente, o trabalho, a renda, a educação, a atividade física, o transporte, o lazer e o acesso aos bens e serviços essenciais.* (Brasil, 1990)

Isso garante ainda as condições de caráter físico, bem-estar mental e social, o que implica dizer que saúde, em termos legais, envolve ações e serviços a cargo do Poder Público.

Em outras palavras, os diversos órgãos públicos que se destinam a cuidar da saúde pública devem trabalhar de forma unida e integrada em todos os níveis, sem ações desvinculadas ou iniciativas de caráter antagônico entre estado e município, inclusive quando as agremiações político-partidárias não são coincidentes.

O que emana, portanto, da Carta Magna da nação e o que define o poder federativo é o estabelecimento de ações unificadas que produzam o bem-estar coletivo acima de tudo.

Não obstante o já disposto anteriormente pela Emenda n. 29/2000 e pela Resolução n. 322/2003 do Conselho Nacional de Saúde, a Lei Complementar (LC) n. 141, de 13 de janeiro de 2012 (Brasil, 2012), mantém o mesmo entendimento, além de aprimorar algumas ações e procedimentos em nível de estados e municípios. Com essas ações, o aperfeiçoamento do sistema passou a acontecer de forma mais efetiva, permitindo o estabelecimento e a quantificação de áreas de atuação. Isso aconteceu especialmente na esfera dos municípios, para que o sistema de financiamento pudesse finalmente ser implantado de forma mais consistente. Ainda assim, por parte da esfera federal continuaram e continuam até hoje as imensas dificuldades e carências constatadas no repasse dos recursos.

De forma geral, a LC em pauta veio regulamentar aspectos já anteriormente estabelecidos, como a universalidade de acesso e a distribuição do atendimento nas diversas esferas governamentais, como já salientado. Um fator diferencial abordado nessa lei e que vale destacar será objeto do capítulo a seguir, que trata dos planos de saúde: o fato de que a Lei n. 9.656, de 3 de junho de 1988, "regulamentou o setor de saúde suplementar no Brasil e criou o CONSU – Conselho de Saúde Suplementar" (O que..., 2019).

Síntese

Conforme vimos neste capítulo, o SUS é um sistema realmente interessante e, como forma de concepção, algo bastante relevante e aparentemente resolutivo à população como um todo. No entanto, no que tange à sua estruturação e também aos aspectos de cobertura orçamentária, ele peca gravemente.

Embora pudemos constatar que existem estruturas conveniadas ou contratadas que realmente carecem de melhor gestão, a maioria dos problemas que envolvem a administração do cotidiano dessas organizações refere-se àqueles de ordem financeira. As receitas desses estabelecimentos que prestam serviço em percentuais elevadíssimos ao SUS correm sempre na contramão da despesa, visto que as tabelas de remuneração do sistema são incompatíveis com os gastos.

Podemos verificar também que, em relação aos tempos memoráveis em que as Santas Casas e os hospitais filantrópicos eram os únicos prestadores de serviço no mercado, estes não dispunham absolutamente de nenhum recurso remuneratório dos seus serviços. Ao contrário, toda e qualquer ação em prol de um paciente ensejada por eles era de caráter meramente caritativo e baseado na doação de recursos da comunidade, os quais a duras penas mantinham abertos esses estabelecimentos. Além disso, essas organizações careciam totalmente de uma gestão mais competente e científica, a qual inexistia à época.

Questões para revisão

1. O contexto histórico no qual baseou-se o desenvolvimento da assistência social e da seguridade social está ligado de forma muito próxima aos aspectos desenvolvidos pela:
   a) controladoria financeira das organizações.
   b) benemerência e filantropia estabelecidas na sociedade da época.
   c) forma de trabalho que caracteriza as organizações da saúde como um todo.
   d) maneira como atuam os gestores das organizações da saúde.
   e) forma como é feita a gestão de pessoas na atualidade.

2. O campo da filantropia foi um dos maiores responsáveis pelo desenvolvimento da assistência à saúde no Brasil. Nesse campo, um tipo de instituição filantrópica notabilizou-se no que se refere à atenção múltipla sob o aspecto social e da assistência à saúde. Tratam-se das:
   a) instituições públicas que prestam serviços de saúde de um modo geral.
   b) organizações que praticam filantropia sem qualquer objetivo de lucratividade e sobrevivem sem problemas mesmo na atualidade.
   c) organizações religiosas ligadas meramente à assistência social.
   d) Santas Casas de Misericórdia nascidas em Portugal e que se espraiaram por todo o Brasil desde os tempos do Império.
   e) organizações que se notabilizaram pela união de indivíduos ligados ao estudo da educação e da cultura.

3. Leia com atenção o trecho a seguir:

   Um equipamento é uma edificação, um prédio, um endereço, que pode estar aberto ou fechado, ter paredes ou não, ter teto ou não, pode ou não ser adentrado. Trata-se de um lugar que só será um serviço na medida que desenvolver uma ação, uma relação que é realizada entre agentes institucionais e cidadãos que a ele se dirigem. É bastante enganoso nominar um equipamento como serviço, ou vice-versa, sem avaliar se ele possui, de fato, equipes habilitadas para seu funcionamento. Como é enganoso, também, nominar serviços como equipamentos, pois estes são edificações ocas de presenças. (Sposati, 2009, p. 7)

Ao fazer tais afirmações ,a autora:
a) refere-se a que tudo se encaixa e funciona automaticamente em uma organização.
b) coloca que a união de competências e habilidades das pessoas e de todo o capital humano das organizações é indispensável ao bom funcionamento organizacional.
c) define que qualquer organização tem funcionamento autônomo.
d) atesta que tudo pode funcionar harmonicamente em uma organização, independentemente do capital humano que se faça presente.
e) coloca que recursos materiais e humanos funcionam de maneira autônoma em qualquer organização.

4. A grande vulnerabilidade do Sistema Único de Saúde (SUS) encontra-se basicamente em dois pontos, que são:
a) Gestão e dialética funcional da rotina de trabalho.
b) Sistema de gestão de pessoas e burocracia instalada.
c) Questões orçamentárias e gestão das organizações de saúde.
d) Problema financeiro e política de salários dos parlamentares que determinam o orçamento.
e) Estabelecimento de um orçamento exclusivo e que contemple a aquisição contínua de equipamentos hospitalares.

5. O sistema de seguridade social no Brasil é extremamente vulnerável e coloca o orçamento da previdência continuamente sob risco. É correto afirmar que isso se deve ao(à):
a) correta distribuição dos valores sobre todas as classes sociais beneficiadas pelo sistema.
b) sistema de processamento dos dados, que oferece ampla segurança ao sistema.

c) distribuição inadequada do sistema de remuneração e composição das aposentadorias, que premiam alguns com valores bem mais elevados em detrimento da maioria, que é sub-remunerada.
d) processo de inclusão que exclui a maioria dos beneficiários logo no primeiro ano.
e) processo inverso, que inclui tardiamente o indivíduo no sistema.

Questão para reflexão

As Santas Casas oferecem um exemplo bastante concreto do que representou a assistência nos primórdios e um certo senso de organização a partir da criação do SUS, cuja essência é admirada até mesmo em países do primeiro mundo. Fica assim demonstrado que a base do sistema é bem concebida, o que realmente esbarra nas estratégias é a falta de mecanismos mais claros de financiamento.

Considerando esse excerto, responda as questões a seguir.

1. Com base nesse contexto, destaque e comente os elementos principais que servem de norteadores à política assistencial em nosso país.

2. A filosofia das Santas Casas foi bem concebida desde os primórdios. Entretanto, quais são os elementos motivadores da falta de consistência da prática de benemerência no Brasil?

3. Quais são os motivos principais que levam até mesmo as iniciativas governamentais a não se aproximarem devidamente das práticas de benemerência?

4. É possível observar que pessoas que se sentem beneficiadas por instituições de caráter filantrópico tendem a se manter vinculadas a essas organizações, buscando auxiliá-las de um maneira mais concreta. Seria esse um modelo que poderia encontrar melhor consistência para a sobrevivência de tais entidades no Brasil? Comente.

Para saber mais

SPOSATI, A. Território e gestão de políticas sociais. **Serviço Social em Revista**, Londrina, v. 16, n. 1, p. 5-18, jul./dez. 2013. Disponível em: <http://www.uel.br/revistas/uel/index.php/ssrevista/article/view/18423/14620>. Acesso em: 25 fev. 2019.

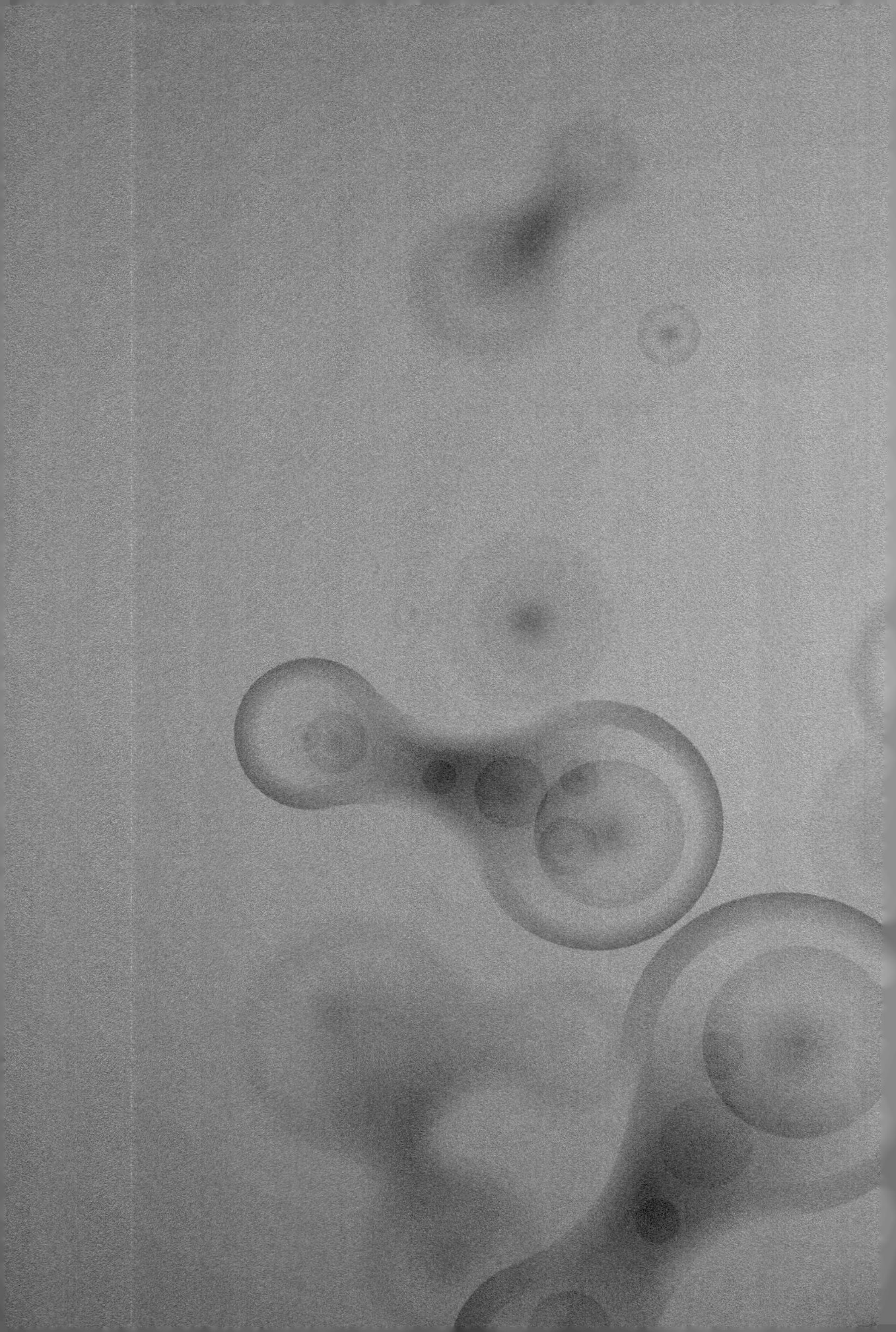

Capítulo 3
Saúde suplementar
e planos de saúde: normas
reguladoras e mecanismos
de controle

Conteúdos do capítulo:

- O surgimento da saúde complementar e dos planos de saúde no Brasil.
- A regulação do sistema de saúde privada no Brasil.
- As questões de ordem socioeconômica e a abrangência dos planos de saúde.
- Os planos de saúde e seus mecanismos de controle.

Após o estudo deste capítulo, você será capaz de:

1. compreender os fatos que levaram ao surgimento da saúde complementar e dos planos de saúde no Brasil;
2. relacionar aspectos importantes sobre a regulação do sistema de saúde privada no Brasil;
3. analisar criticamente as questões socioeconômicas que orientam o surgimento dos planos de saúde num país de dimensões continentais e com tantos problemas sociais;
4. avaliar os mecanismos de controle necessários aos planos de saúde para sua viabilização.

Neste capítulo, faremos um relato sobre o surgimento da saúde complementar no Brasil, vinculando os aspectos da legislação e da regulação do sistema, bem como as dificuldades de acesso para boa parte da população em virtude dos problemas sociais de caráter diverso no país. Abordaremos a importância dos diversos planos, as dificuldades de manutenção, a necessidade de abrangência quantitativa para sua viabilização, o funcionamento de alguns planos e a gestão empresarial de caráter estratégico que alguns deles vêm implementando como forma de manutenção e subsistência.

Também focaremos os planos de autogestão e suas dificuldades de gerenciamento, as vantagens e as desvantagens para as pessoas em se associar a um plano, os aspectos da legislação regulatória e seu aperfeiçoamento. Merecem nossa atenção ainda questões relacionadas à Agência Nacional de Saúde Suplementar (ANS), sua criação e seu relacionamento com os diversos planos de saúde.

3.1 O surgimento da saúde complementar e dos planos de saúde no Brasil

Na década de 1950, surgiram os primeiros planos de saúde, então vinculados às empresas que proporcionavam tal benesse aos seus colaboradores. Eram prestados de maneira incipiente, sem uma base legal adequada e assemelhavam-se muito a planos de autogestão. Muitos dos planos que desde a década de 1940 e 1950 já funcionavam nos moldes de arrecadação de recursos oriundos das empresas e seus respectivos empregados perduram até hoje. É o caso da Caixa de Assistência aos Funcionários do Banco do Brasil (Cassi) e da assistência patronal para os servidores do Instituto de Aposentadorias e Pensões dos Industriários (atual Geap). Várias empresas estatais criadas mais tarde também aderiram ao mesmo modelo, como Petrobrás, Eletrobrás etc. – em Curitiba, a Copel e a Sanepar, que têm abrangência estadual, também adotaram a ideia; e a Sabesp, de São Paulo, que abrange todo o estado. No caso de corporações privadas, como Volvo e outras que possuem um número significativo de funcionários, a sistemática tem sido uma forma mais adequada de gestão. Quando bem realizada, a gestão desse importante ativo garante satisfação e se torna um benefício bastante motivador, oferecendo tranquilidade ao empregador e a seus empregados.

Vale ressaltar que a Constituição Federal (CF) de 1988 (Brasil, 1988), além de estabelecer as bases para o atendimento público de saúde, apontou a possibilidade de oferta de serviços nessa área por meio da iniciativa privada, porém com o monitoramento e a supervisão do Estado. Na forma de planos de saúde privados, como hoje conhecemos, os serviços surgiram somente no final da década de 1960. Eram os chamados *planos de assistência médica*, que mais tarde (década de 1970) deram origem também aos denominados *seguros-saúde*.

Com o objetivo de proteger o direito dos consumidores foi criado, no início dos anos de 1990, o Código de Defesa do Consumidor (CDC), por meio da Lei Federal n. 8.078. Esta foi estabelecida para ditar regras em relação à proteção e à defesa dos direitos dos usuários dos planos de saúde, principalmente no que se refere à forma de contratualização e rescisão desses instrumentos e as questões estipuladas pelas respectivas cláusulas, como os direitos e mecanismos de reajuste do valor pago pelos clientes dos planos. Nessa época, a concorrência entre os planos ainda não era tão acirrada, por isso exageros e abusos foram praticados por parte das operadoras devido à falta de regulamentação e de uma legislação específica. A população, sentindo-se muitas vezes lesada por tal conduta, passou a exigir uma regulamentação para não ficar exposta e desamparada.

Já em 1998 foi sancionada a Lei n. 9.656, de 3 de junho de 1998 (Brasil, 1998), que dispõe sobre planos privados de assistência à saúde. O instrumento legal definiu as regras específicas para o setor, que até então se encontrava desprovido de regulamentação para o seu adequado funcionamento. Após algumas medidas provisórias e legislações isoladas, em 1999 foi criada a Agência Nacional de Saúde Suplementar (ANS), que passou a estabelecer de forma mais detalhada toda uma regulamentação para o segmento.

O plano de saúde privado no Brasil, seja contratado diretamente com a pessoa física e seus respectivos familiares, seja por meio da empresa à qual o indivíduo está vinculado – nesse caso se constitui em plano coletivo –, confere ao cidadão certa tranquilidade. Deve também garantir o direito ao atendimento em nível ambulatorial eletivo ou emergencial, bem como internação hospitalar, exames complementares, procedimentos cirúrgicos, tratamentos de alto custo e outros necessários à plena recuperação do segurado. Em 1997, os planos de saúde davam cobertura a aproximadamente 17 milhões de brasileiros.

Na Tabela 3.1 é possível observar a evolução do número de beneficiados pela assistência médica de acordo com dados extraídos do Sistema de Informações da ANS/MS em 2 de maio de 2018.

Tabela 3.1 – Dados gerais: beneficiários de planos privados de saúde, por cobertura assistencial (Brasil – 2008-2018)

Ano	Beneficiários em planos privados de assistência médica com ou sem odontologia	Beneficiários em planos privados exclusivamente odontológicos
Dez/2008	41.468.019	11.061.362
Dez/2009	42.561.398	13.253.744
Dez/2010	44.937.350	14.514.074
Dez/2009	46.025.814	16.669.935
Dez/2012	47.814.411	18.525.537
Dez/2013	49.435.589	19.569.252
Dez/2014	50.409.378	20.325.917
Dez/2015	49.259.250	21.162.599
Dez/2016	47.612.126	21.559.009
Dez/2017	47.177.703	22.783.024
Dez/2018	47.377.920	24.194.829

Fonte: ANS, 2018a.

Iniciava dessa forma o ciclo de atuação das cooperativas médicas baseado no arcabouço legal estabelecido pelo cooperativismo. Ocorreu também um aumento na quantidade de planos de autogestão geridos diretamente por empresas que possuíam um número viável de colaboradores e que julgavam mais adequada a criação de planos próprios que pudessem dar maior flexibilidade ao atendimento e à própria gestão. Esses planos perduram até hoje e contam com corporações que autofinanciam os colaboradores na totalidade, bem como outras que subsidiam seus planos e conferem a esse público uma participação, ainda que pequena, no custeio deles.

3.2 A regulação do sistema de saúde privado no Brasil

Como sabemos, nem todos os planos atendem de forma adequada a seus usuários e nem sempre agem conforme o que foi pactuado nos contratos iniciais. Muitos até os cumprem durante determinado espaço de tempo e, posteriormente, criam mecanismos de limitação em suas coberturas que irritam os usuários. Nesses casos, eles são obrigados a buscar pelos seus direitos, o que resulta em aborrecimentos para ambas as partes.

Exatamente para coibir esses fatos e criar um mecanismo de controle e monitoramento contínuo do sistema foi criada a Agência Nacional de Saúde Suplementar (ANS). Ela é anexa ao Ministério da Saúde e estabelece organização e regulação para o setor, ou seja, é uma atividade de caráter governamental e que se propõe a monitorar o sistema. Também busca a melhoria de eventuais falhas apresentadas nesse mercado, como questões de ordem contratual que trazem consequências aos usuários e às empresas. Além disso, o descumprimento das obrigações por parte dos serviços cria uma imagem negativa às empresas que procuram realizar um *marketing* positivo.

Pereira Filho (2004, citado por Lima, 2006, p. 137) menciona que:

> *a não regulação do mercado em expansão faz com [que] o mesmo apresente na década de 90 uma ampla gama de problemas e imperfeições, que geram conflitos e tensões entre operadoras, prestadores de serviços e beneficiários:*
> *a) restrições de cobertura e exclusão de procedimentos,*
> *b) cobrança ou cobertura irregular para portadores de doenças pré-existentes,*

c) exigências indevidas para admissão de pacientes,

d) prazos e carências irregulares,

e) condições de validade e rescisão de contratos,

f) falta de cobertura para doenças crônicas e degenerativas,

g) insuficiência na abrangência geográfica do plano de saúde,

h) descumprimento das normas de atendimento de urgência e emergência.

A regulamentação do sistema privado de saúde há muito era aguardada pelo mercado, que se ressentia da ausência de uma legislação adequada. Esperava-se que se constituísse em marco controlador das operadoras de saúde visando à garantia do mercado e, principalmente, de seus usuários. Embora houvesse divergências em relação aos limites a serem estabelecidos para que a regulação não representasse uma intervenção, foi necessário um consenso a esse respeito para que se definissem as regras. Com a promulgação da Lei n. 9.656/1998, os consumidores passaram a ter certa tranquilidade em relação aos abusos que existiam. Dessa forma as operadoras começaram a ter maiores cuidados, principalmente quanto àquilo que efetivamente constava nos contratos firmados e seu efetivo cumprimento.

As operadoras também passaram a ter uma gestão mais efetiva sobre os riscos. Considerando o incremento da idade média da população, estudos atuariais mais detalhados em relação às respectivas faixas etárias e seus avanços foram sendo desenvolvidos. Dessa forma, baseadas em mecanismos de ordem legal e devidamente regulamentados, elas começaram a definir os esquemas de reajuste, quer corretivo, quer por avanço de faixa etária – por exemplo, quando o segurado completa mais uma década de vida, ingressando em uma etapa que representa maior risco e incremento na utilização do plano.

Por essa razão, a partir de determinada faixa etária, os contratos oneram de maneira mais significativa os planos de saúde e tornam-se mais dispendiosos para os usuários. Trata-se de um gargalo nos processos das operadoras, visto que, por um lado, elas se sentem oneradas pelo uso excessivo de serviços pelas pessoas que ultrapassam a faixa de 60 anos; por outro, esses usuários ficam numa situação bastante difícil, visto que lenta e gradualmente perdem o acesso aos planos de saúde por não possuir poder aquisitivo suficiente para fazer frente aos contratos que se tornam mais onerosos.

De qualquer maneira, o mercado carece de regulamentação, cujo objetivo é a correção das principais distorções apresentadas, seja na questão relativa à seleção de riscos, seja nas práticas exercidas pelas operadoras, seja na situação vivida pelo mercado e sua respectiva competitividade, principalmente com vistas à preservação do usuário no sistema. De igual forma, outras situações também necessitam de maior disciplina, como: cobertura dos planos contratados; ressarcimento ao Sistema Único de Saúde (SUS) em determinadas circunstâncias; dupla cobrança por parte de prestadores de serviços (ao SUS e à operadora de plano de saúde); melhor acompanhamento dos preços de cada plano e suas respectivas faixas; capacidade de liquidez das operadoras devidamente comprovada. Outro fator fundamental no mercado de operadoras de saúde é a presença de organizações multinacionais com participação de capital estrangeiro.

Elementos contraditórios iniciais – como a ideia de que o governo criou a ANS com o objetivo de proteger o capital das multinacionais e com vistas a atrair empresas estrangeiras ao setor – foram gradativamente desfeitos na medida em que a tão propagada possibilidade de uma avalanche de novas operadoras no mercado acabou por não se concretizar. Verificou-se, sim, que as restrições ao atendimento foram, lenta e gradativamente, sanadas. O próprio negativismo e a resistência do setor médico, que inicialmente via na ANS uma espécie de intervenção estatal, praticamente inexistem atualmente.

O advento da Lei n. 9.656/1998 revelou que realmente havia no mercado uma série de situações que necessitavam de correção e que traziam desconforto aos clientes das várias operadoras de saúde por causa de irregularidades praticadas. Esse cenário foi sendo gradativamente combatido, estimulando as empresas a melhor se organizarem e a produzirem incrementos em sua gestão no cuidado de evitar a exposição excessiva a reclamações advindas dos usuários.

Não obstante a evolução ocorrida, ainda há hoje questões a serem dirimidas e que muitas vezes não são clarificadas por permanecer no âmbito e na intimidade das empresas, nas quais a ação da ANS é impenetrável. Da mesma forma, mantém-se certa desconfiança em relação às reais intenções contidas na legislação, que, por vezes, não é suficientemente clara. Fronteiras não previstas são criadas pelas próprias operadoras que correm à margem da lei. Tudo isso acaba sendo objeto de contendas que poderiam ser evitadas se os termos contidos na legislação fossem devidamente clarificados e houvesse maior transparência de ambas as partes. Na verdade, trata-se ainda de um processo de maturidade que deverá avançar significativamente ao longo dos próximos anos.

É claro também o interesse de grupos em relação às operadoras. No afã de preservar a organização, acabam ensejando ações com objetivos meramente corporativistas e apenas visando ao lucro e à agregação de capital a um setor que deve ser empresarial, mas que jamais pode perder a característica ético-humanitária, sobretudo no que diz respeito à melhoria continuada no trato para com o cliente.

Dessa forma, avanços são necessários e ainda não foram suficientes tanto no âmbito privado das operadoras quanto na esfera pública representada pelo governo. O diálogo precisa progredir e as regras devem ser cada vez mais bem depuradas para que as relações se revistam de clareza a formas explícitas em relação a um elemento tão precioso à população: o direito à saúde.

Uma situação consequente aos fatos que ocorrem nas relações entre o Poder Público e as operadoras é, sem dúvida, a falta de clareza nas informações. Isso, por vezes, constitui uma ameaça ao usuário, que se vê diante de aumentos repentinos no valor do prêmio a ser pago e para os quais não está preparado. O mesmo ocorre quanto à dupla interpretação das normas estabelecidas nas relações contratuais preestabelecidas e que deixam o usuário desorientado, causando estremecimento nas relações bilaterais, fator de constante irritação entre as partes.

Outro elemento complicador é a situação socioeconômica pela qual passam os usuários, o que, diante de uma eventual baixa de poder aquisitivo, torna inevitável a migração para planos menos onerosos, não obstante as perdas de cobertura e prejuízos correspondentes. Além disso, em tempos de emprego escasso, como o que estamos vivenciando atualmente, em que a melhora da economia ainda acontece em doses homeopáticas, é comum o usuário tornar-se inadimplente e até mesmo rescindir o contrato com a operadora de saúde. Este acaba migrando para o SUS, que dia após dia acaba sendo onerado com o aumento do número desses usuários.

Outro aspecto controverso que se criou nos últimos tempos foi a concepção de uma terceira tabela para a remuneração dos procedimentos – a chamada *Tabela Única Nacional de Equivalência de Procedimentos* (Tunep) – segundo 15 valores intermediários entre os preconizados pela Associação Médica Brasileira (AMB) e pelo SUS. A medida provocou uma série de problemas e reações no meio médico-hospitalar. Além de desagradar aos profissionais da saúde, acaba acarretando o lento afastamento de médicos credenciados pelos planos de saúde, os quais preferem cobrar um valor mais acessível de seus pacientes a continuar atendendo por esse sistema. São os aspectos legais interferindo na gestão médica e hospitalar, o que é lamentável que aconteça ainda nos dias de hoje.

A consequência mais consistente nesse caso é o fato de que muitos procedimentos são realizados pelo SUS, que remunera com uma tabela mais adequada alguns tipos de procedimentos, inclusive os de alto custo. Cabe aos clientes realizar suas escolhas, ainda que sejam internados em enfermaria, em detrimento de acomodações reservadas.

Da mesma forma, quando os usuários espontaneamente optam por atendimento no sistema público por algum tipo de conveniência, a exigência de ressarcimento feita pelo SUS às operadoras de saúde torna-se utópica. Isso porque não existe um controle adequado que demonstre a exatidão da utilização do SUS por parte desses usuários, tampouco dos valores empregados. Para tanto, faz-se necessário um aperfeiçoamento da legislação, bem como dos mecanismos que constituem os sistemas de informação do SUS. As medidas ainda são bastante ineficazes, já que o mecanismo de transferência de clientes ainda se reveste de uma espontaneidade que foge totalmente ao controle da tecnocracia instalada tanto nos organismos privados quanto públicos, apesar de toda a evolução da tecnologia da informação.

Entretanto, acreditamos que isso tem evoluído e que todo o processo se encontra em uma fase de gradual consolidação, principalmente no que tange ao relacionamento entre a esfera pública e a privada. Sem dúvida, fatores fundamentais a essa consolidação são a evolução e o equilíbrio da economia. À medida que se refaçam as relações de trabalho e ocorra a recuperação dos níveis de emprego, a questão passa a ter um novo horizonte. Não podemos desconsiderar o fato de que, aliada a uma legislação extremamente rígida para os planos de saúde, a perda de receita representada pelo desemprego ocorrida nos últimos anos agravou sensivelmente a situação dessas organizações.

Ainda não podemos considerar que a empregabilidade tenha recuperado sua situação plena. No entanto, o fato de o mercado reiniciar sua trajetória de crescimento lentamente já é algo significativo e que pode representar um alento ao futuro no que se refere à gestão das operadoras de planos de saúde. À proporção que a economia cresce, elas passam a recompor as perdas de receitas importantes com a volta de contratos corporativos e até mesmo por opção individual de usuários.

3.3 As questões de ordem socioeconômica e a abrangência dos planos de saúde

Um plano de saúde é algo que todo e qualquer indivíduo almeja. De acordo com pesquisas realizadas pelo Instituto Brasileiro de Opinião Pública e Estatística (Ibope) em 2015, 74% dos brasileiros que não possuíam um plano de saúde desejavam tê-lo (IESS, 2016). O Mapa 3.1 nos dá uma ideia da situação de cobertura de planos de saúde no território nacional ao final de 2016.

Mapa 3.1 – Taxa de cobertura dos planos de assistência médica por unidades da Federação (Brasil – dezembro/2018)

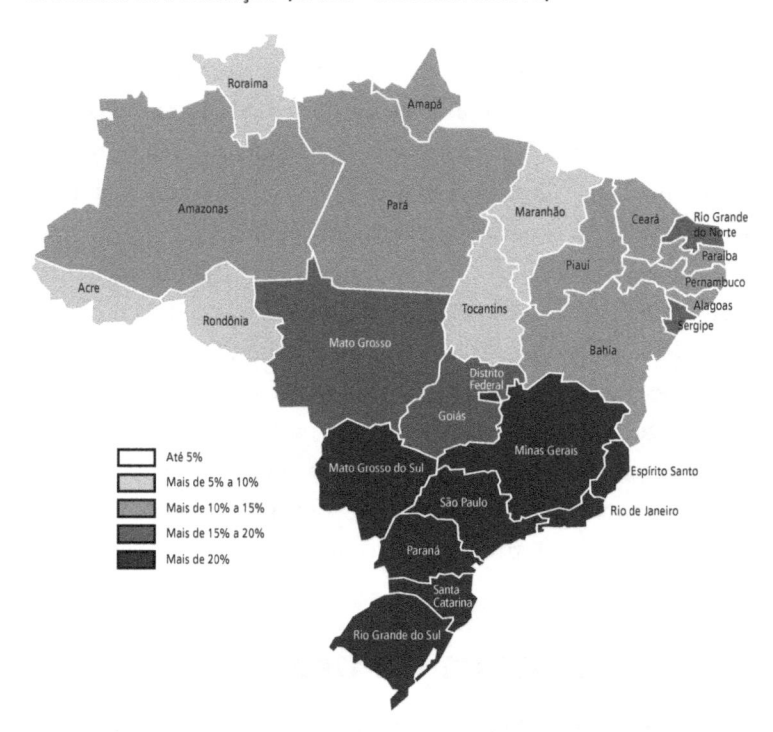

Fonte: ANS, 2018a.

Como podemos constatar, a cobertura se concentra majoritariamente no Sul, Sudeste e Centro-Oeste do Brasil. Dessa forma, fica inegavelmente comprovada a influência da situação socioeconômica nessa questão, com a preponderância da população localizada em regiões de poder aquisitivo mais elevado.

De acordo com matéria de Luciana Casemiro publicada na edição de 2 de maio de 2018 do jornal *O Globo*, a quantidade de beneficiários de planos de saúde no Brasil, conforme dados levantados na ocasião, cresceu pela primeira vez em quase dois anos (Casemiro, 2018). A informação é da ANS. O número é representado por 47,6 milhões de brasileiros, os quais mantinham o serviço em fevereiro. Isso representa cerca de 144 mil a mais que no mês anterior. Na comparação com fevereiro de 2016, no entanto, o saldo ainda é negativo, com a perda de 130 mil clientes (Casemiro, 2018).

Segundo a ANS, a expansão de planos de assistência médica teve uma evolução mais expressiva nos planos empresariais, os quais respondem mais significativamente sobre cerca dos 31 milhões do total de planos existentes no país. Apesar de os dados terem sido observados em vários estados brasileiros, o maior crescimento foi registrado no Estado de São Paulo, onde o número de usuários apresenta um acréscimo de 35,6 mil (Casemiro, 2018).

Importante!

O fato é que a busca pelos planos de saúde privados está ligada diretamente à empregabilidade e ao poder aquisitivo da população. Na situação em que grande parte dos brasileiros se encontra, é consequente a redução do número de beneficiários, uma vez que, principalmente no caso dos planos coletivos, o ônus da contribuição mensal ao plano é da empresa, e não do empregado. Quando muito, algumas organizações descontam em folha de pagamento uma mínima parte dos colaboradores a título de coparticipação, assumindo o restante com as operadoras de saúde.

Os usuários buscam diariamente facilidade de acesso aos serviços de saúde. E, de fato, os planos de saúde propiciam isso, a despeito de algumas dificuldades que ainda existem. Dessa forma, cresce o número de brasileiros que, apesar da situação socioeconômica desfavorável, a eles aderem. Os planos respondem hoje pelo atendimento de apenas um quarto da população. E não é sem razão que as pessoas aspiram ao acesso à saúde suplementar, visto que, no setor privado, são atendidas por médicos de maneira mais adequada. Ademais, a disponibilidade de profissionais é três vezes maior que no SUS.

O futuro, todavia, reserva uma série de mudanças que estão sendo analisadas na ANS. Conforme explica Casemiro (2018), encontram-se em estudo de viabilidade técnica três tipos populares de planos de saúde. Eles serão ofertados pelas operadoras a preços reduzidos, porém deverão contar com a coparticipação do usuário em percentuais de não menos que 50% do valor de procedimento para cada situação demandada. Em casos de alta complexidade, haverá a necessidade de uma segunda opinião médica para que determinados procedimentos sejam autorizados. As modalidades desses planos irão variar de acordo com a opção e as possibilidades do usuário.

Como vimos anteriormente, estudos para o aperfeiçoamento dos planos de saúde vêm sendo realizados visando à sua simplificação. Tais estudos partem do pressuposto de que 85% dos atendimentos podem ser solucionados por meio de consultas e terapias, serviços de diagnóstico e tratamentos de baixa e média complexidade. Outras modalidades também se constituem objeto de estudo, como o plano ambulatorial hospitalar, em que o início do atendimento se dará por um médico da medicina da família. Posteriormente, dentro das reais necessidades, o paciente será encaminhado à rede hospitalar, em conformidade com o grau de complexidade e a necessidade do atendimento.

De acordo ainda com a publicação de novas informações pela ANS em 7 de novembro de 2017, houve mudanças no rol de procedimentos e eventos em saúde, algo que faz parte da melhoria contínua dos processos desenvolvidos pela agência (ANS, 2017). Na referida publicação, dúvidas foram dirimidas e contribuições dos usuários e contribuintes dos diversos planos de saúde foram avaliadas. Aquelas que apresentavam justificativas efetivamente consistentes foram contempladas no novo rol.

> *O normativo que atualiza a lista de coberturas foi elaborado após extensa discussão realizada no âmbito do Comitê Permanente de Regulação da Atenção à Saúde (Cosaúde), composto por representantes do governo, do setor de saúde suplementar e de órgãos de defesa do consumidor e posteriormente passou por consulta pública para a manifestação de toda a sociedade.* (ANS, 2017)

A publicação enfatiza ainda que amplos debates, que contam com a participação de representantes de todo o setor, ocorrem antes das revisões periódicas. "A ideia é discutir e aperfeiçoar o processo de incorporação para que se torne ainda mais qualificado e adequado ao cenário do país, especialmente no contexto do rápido envelhecimento populacional e custos crescentes relacionados à saúde" (ANS, 2017). Dadas as informações constantes desse novo contexto, um trabalho árduo por parte das operadoras de planos de saúde deverá ser desenvolvido, ainda sem prazo quanto à sua conclusão. Será necessária uma ampla atualização dos cálculos atuariais, isto é, a revisão e o estabelecimento de normas e procedimentos internos mediante exame dos valores efetivamente recebidos dos usuários e beneficiários dos planos. O objetivo é verificar a efetiva viabilidade de operacionalização dentro das novas normas, o que evidentemente deverá variar de acordo com a capacidade instalada de cada operadora.

Em face do estabelecimento do novo rol de procedimentos e eventos em saúde pela ANS, novas adaptações e mudanças substanciais nos processos internos das operadoras deverão ser planejadas e executadas. Tais providências precisarão ser tomadas uma vez que as empresas do setor necessitarão rever até mesmo o seu modelo de gestão. Isso deve ser feito no sentido de avaliar todos os entraves burocráticos que possam eventualmente vir a causar gargalos nos processos de atendimento ao cliente do plano, para que toda e qualquer dúvida ou situação nova que se apresente nas áreas de recepção ou de telefonia seja de pronto dirimida, evitando assim qualquer tipo de aborrecimento ao cliente.

No intuito de concluir e determinar o novo rol de procedimentos e eventos em saúde, a ANS realizou uma consulta pública entre 27 de junho de 2017 a 26 de julho do mesmo ano. Conforme informações da agência, foram registradas

> 5.259 contribuições online, sendo 53% de consumidores, 26% de contribuintes que se identificaram como "outros", 13% de prestadores de serviço, 4% de servidores públicos, 3% de operadoras de planos de saúde e 1% de gestores. A maior parte das contribuições válidas recebidas refere-se à inclusão de procedimentos (50%), seguida por alteração de diretriz de utilização (44%). Das sugestões efetuadas via consulta pública, foram acatados para inclusão três novos procedimentos. Outros dois procedimentos já constantes no rol tiveram suas diretrizes de utilização alteradas para que sejam utilizados em pacientes que mais se beneficiarão com o uso das tecnologias. (ANS, 2017)

A iniciativa da ANS em realizar uma consulta pública é algo bastante importante para todos os agentes envolvidos no processo, tanto os usuários e beneficiários do sistema quanto as próprias operadoras de saúde. Tal consulta acabou fomentando um fórum bastante participativo, uma vez que as mudanças acabam sendo incorporadas de forma democrática, e não impositivamente. Trata-se de um momento muito significativo para os beneficiários se articularem em torno do sistema na construção das políticas públicas de saúde. Todas as contribuições foram objeto de análise no que diz respeito à sua pertinência e sua conformidade com o regramento legal.

3.4 Os planos de saúde e seus mecanismos de controle

Para que a gestão dos planos seja efetiva e atinja os necessários graus de eficiência que os viabilize como empresas, são necessários elementos de ordem legal que balizem suas ações. Estamos nos referindo, entre outros, a contratos que prevejam os diversos mecanismos de regulação e que possibilitem que a operadora crie e utilize tais mecanismos de controle da demanda em conformidade com os serviços prestados aos diversos usuários.

Todos os mecanismos de controle utilizados pelas operadoras de saúde estão sujeitos à ordem legal estabelecida pela ANS. Eles são analisados e aprovados pela Agência e de forma alguma devem restringir os atendimentos aos usuários do plano de saúde, desde que previstos no contrato previamente firmado.

No entanto, toda e qualquer operadora de saúde necessita manter os mecanismos de controle sempre de maneira adequada, no sentido de garantir um sistema de gestão que viabilize suas ações e sua continuidade, subsistência e permanência no mercado. Assim, obedecendo aos termos contratuais, ela pode, por exemplo, solicitar aos usuários que submetam à aprovação prévia solicitações em relação a determinados procedimentos. É o que acontece quando fornece medicamentos de alto custo, notadamente aqueles destinados a tratamento de câncer. O médico assistente, o qual acompanha o usuário do plano, emite uma solicitação para o fornecimento de certo medicamento. Esta não é liberada de imediato, mas submetida a uma análise por um auditor médico interno do plano e que faz parte do corpo da operadora. O auditor, por sua vez, pode solicitar, em alguns casos, um parecer escrito e mais detalhado do médico assistente que justifique a efetiva necessidade de administração daquele medicamento de acordo com o histórico da doença a que se destina.

De igual maneira, a operadora pode fazer uso de outros mecanismos estratégicos com o objetivo de controlar melhor a concessão de benefícios. Um exemplo disso é a coparticipação dos beneficiários, a qual incide sobre o valor da consulta a ser pago ao médico assistente determinados tipos de exames e procedimentos, havendo assim uma participação financeira por parte do usuário do plano. A participação inibe exageros e até mesmo a repetição de exames e procedimentos muitas vezes desnecessários e onerosos. A medida evita também a chamada *segunda opinião*, em que o paciente costuma realizar nova consulta a outro profissional da saúde, o qual, na maioria das vezes, solicita a realização de exame já feito e, com isso, acarreta ônus desnecessários à operadora.

Outra estratégia que visa racionalizar os custos da operadora é a manutenção de uma equipe médica própria para especialidades básicas. Ela realiza uma triagem logo no primeiro contato com o paciente, principalmente nos casos em que este se submeter a um processo investigativo de suposta doença. Após a triagem, o médico estabelece um tratamento imediato e resolutivo, fazendo as indicações necessárias e que torne desnecessária a sua continuidade por um especialista. Já no caso de uma necessidade sequencial no tratamento, o mesmo médico fará o encaminhamento de acordo com a demanda do beneficiário.

Essa estratégia traz resultados práticos mais vantajosos para o controle da operadora e não deixa de conferir qualidade assistencial ao usuário, visto que os membros da equipe médica própria são bem selecionados, treinados e se encontram aptos a prestar o melhor serviço possível. Esse é um mecanismo que também pode evitar internamentos desnecessários, bem como a realização de procedimentos e exames de alto custo, pois estes também oneram sobremaneira a empresa que opera o plano de saúde.

Algumas organizações do setor se valem também da franquia. Ela consiste em um valor antecipadamente estabelecido em contrato cujo limite a operadora terá a responsabilidade de cobertura. Isso valerá tanto para questões de reembolso médico (quando o profissional não é credenciado da operadora) quanto para os pagamentos que necessitem ser efetuados de forma direta aos médicos ou à rede credenciada de serviços.

Conforme publicado no *site* da ANS (2019b), no texto "Controle de acesso aos serviços de saúde: o que o plano de saúde pode restringir", é vedado às operadoras de saúde:

- *impedir ou dificultar o atendimento em situações de urgência e emergência;*
- *limitar a assistência à saúde, adotando valores máximos de remuneração para procedimentos, exceto os previstos em contratos com cláusulas de reembolso;*
- *diferenciar o atendimento por faixa etária, grau de parentesco ou outras classificações dentro do mesmo plano;*
- *negar autorização para a realização de um procedimento, exclusivamente porque o profissional solicitante não pertence à rede credenciada da operadora;*
- *definir coparticipação ou franquia no valor integral do procedimento a ser realizado pelo usuário, ou criar fatores de restrição que dificultem o acesso aos serviços;*

- *limitar, em forma de percentual por evento, os casos de internação, exceto as definições especificadas em saúde mental;*
- *reembolsar ao consumidor as despesas médicas efetuadas através do sistema de livre escolha, em valor inferior ao pago diretamente na rede credenciada ou referenciada;*
- *exercer qualquer atividade ou prática que infrinja o Código de Ética Médica ou Odontológica; e*
- *exercer qualquer atividade que caracterize conflito com as disposições legais em vigor.*

De igual maneira, de acordo com a mesma publicação do *site*, constituem obrigação dos planos os seguintes mecanismos de regulação:

- *informar clara e previamente ao consumidor, no material publicitário, no contrato e no livro da rede de serviços, os mecanismos de regulação adotados e todas as condições de cada modalidade;*
- *encaminhar à ANS, quando solicitado, documento técnico demonstrando os mecanismos adotados e os critérios para sua atualização;*
- *quando houver impasse no decorrer do contrato, se solicitado, fornecer ao consumidor laudo detalhado com cópia de toda a documentação relativa às questões de impasse;*
- *garantir ao consumidor o atendimento pelo profissional avaliador para definição dos casos de aplicação das regras de regulação, no prazo máximo de 1 dia útil a partir do momento da solicitação ou em prazo inferior quando caracterizar urgência;*
- *quando houver divergência médica ou odontológica a respeito da autorização prévia, garantir a definição do impasse através da junta constituída pelo profissional solicitante (ou nomeado pelo usuário), por médico da operadora e por um terceiro (escolhido em comum acordo pelos profissionais acima nomeados), cuja remuneração ficará à cargo da operadora;*

- *quando houver participação do consumidor nas despesas decorrentes da realização de procedimentos, informar previamente à rede credenciada e/ou referenciada em forma de franquia;*
- *em caso de internação, quando optar por fator moderador, estabelecer valores prefixados por procedimentos e/ou patologias, que não poderão sofrer indexação e deverão ser expressos em reais.* (Brasil, 2019b)

No que diz respeito ao relacionamento entre os clientes e as pessoas jurídicas contratantes com a operadora, esta deverá manter um *site* devida e continuamente atualizado, fornecendo *login* e senha de acesso aos diversos usuários. O *site* tem o objetivo de mantê-los devidamente atualizados a respeito das novidades e informações, as quais as operadoras têm a obrigação em divulgar. Por meio do *site*, os usuários poderão ter acesso a resultados de exames realizados na própria estrutura da operadora – como os laboratoriais, por exemplo.

Nesse particular, as estruturas próprias constituem um bom número de organizações no setor. Além da manutenção de consultórios e clínicas próprias para a concentração dos atendimentos médicos, de fisioterapia, psicologia clínica e outros, esses estabelecimentos também vem mantendo laboratórios de análises clínicas e anatomopatológicas. Tal iniciativa facilita não só o acesso do usuário, como também estabelece o controle estratégico sobre os atendimentos realizados, racionalizando-os por intermédio de sua estrutura de atendimento.

Síntese

No presente capítulo, enfocamos a saúde complementar, seu surgimento, sua regulação e as questões socioeconômicas que envolvem os planos de saúde no Brasil. Com isso, você pôde ter uma ideia bastante consistente da abrangência dessa modalidade e da necessidade de uma gestão cada vez mais competente das organizações que se dedicam a esse seguimento.

Sob o ponto de vista socioeconômico, fator que sem dúvida é o grande destaque desde o surgimento dos planos de saúde suplementar, a influência sobre as famílias de média e alta renda trouxe benefícios inegáveis e permitiu o acesso facilitado a procedimentos, consultas e elementos inerentes à saúde preventiva. Em muitos casos, como os de pacientes dependentes de medicamentos de alto custo, o valor de contribuição mensal ao plano é infimamente inferior aos benefícios concedidos, o que representa uma vantagem significativa, ainda que os valores de contribuição possam representar um desembolso consistente a cada mês.

É inegável também a necessidade e a presença do planejamento e da gestão estratégica nesses planos, o que de fato não ocorreu no início de suas operações. O cálculo atuarial está ligado de forma significativa às ações estratégicas. Estas visam à organização de planos de saúde como um todo, tanto no que diz respeito à gestão estratégica global quanto àquela aplicada a áreas específicas, como a gestão de pessoas, a gestão da qualidade, a tecnologia da informação, a gestão das informações gerenciais; enfim, todas as que impactem nos resultados que devem ser alcançados por organizações dessa natureza.

Vimos ainda algumas diferenças entre os planos de saúde suplementar e o SUS. Ambos adotam formas de condução dos seus negócios de maneiras menos ou mais focadas em resultados, opções que podem impactar de modos diferentes a apuração final em termos de retorno do capital aplicado por eles.

Questões para revisão

1. Planos de saúde suplementar são aqueles ofertados livremente no mercado de planos de saúde, cada qual com características próprias. Já os planos de autogestão são:
   a) planos comuns ofertados pelo mercado.
   b) produtos diferenciados ofertados pelo mercado de planos de saúde.
   c) planos de saúde próprios, geridos por grandes organizações e com abrangência específica para os respectivos colaboradores e seus dependentes.
   d) planos exclusivos das empresas do setor governamental.
   e) planos que oferecem um grande diferencial, mas que possuem um maior valor de contribuição por parte dos usuários.

2. A Agência Nacional de Saúde Suplementar (ANS) foi criada como:
   a) mais um organismo burocrático ligado diretamente às repartições governamentais.
   b) um organismo exclusivo de assessoramento ao Ministério da Saúde.
   c) um novo departamento de Estado destinado a fiscalizar as ações de saúde pública no país.
   d) um órgão autônomo, fiscalizador e orientador das diversas ações exercidas pela saúde suplementar no país.
   e) um órgão ligado às secretarias de saúde de todo o país no intuito de auxiliá-las na fiscalização do sistema de saúde como um todo.

3. Sobre a relação entre a empregabilidade do mercado e a concentração de usuários no sistema de saúde suplementar, é correto afirmar:
   a) Não existe qualquer relação entre ambas, pois uma não depende necessariamente da outra.
   b) Quanto maior o poder aquisitivo das pessoas, maior a possibilidade de elas se tornarem inadimplentes em relação aos planos de saúde.
   c) Quanto maior o índice de empregabilidade das pessoas, maior a capacidade destas de afiliação aos planos de saúde privados.
   d) Se o índice de desemprego é maior, as pessoas deixam de utilizar o SUS e aderem mais facilmente aos planos de saúde suplementar.
   e) A adesão de pessoas aos planos de saúde suplementar aumenta na proporção em que o índice de desemprego cresce.

4. Em termos de gestão, os planos de saúde suplementar necessitam buscar cada vez mais métodos de controle eficazes que lhes permitam um melhor monitoramento. É correto afirmar que isso se deve:
   a) à baixa demanda por atendimento em época de recessão e de baixos níveis de emprego.
   b) aos excessos de solicitações que emanam dos consultórios médicos, pressionando de certa forma os usuários a uma utilização maior de todas as possibilidades disponibilizadas pelos planos de saúde, em especial os exames de alto custo.

c) ao fato de que, mesmo dispondo das possibilidades em solicitar exames de alto custo, os médicos não o fazem por desconhecimento das tabelas de remuneração dos planos.
d) às condições de exposição ao risco dos pacientes, que preferem continuar com o seu problema de saúde a dispor dos métodos de diagnóstico e tratamento que podem realizar por intermédio dos planos de saúde.
e) aos sistemas de autogestão, que são parte intrínseca dos planos de saúde suplementar.

5. Para que as relações com hospitais e clínicas sejam efetivamente mais harmônicas, os planos de saúde utilizam-se constantemente de:
   a) ações de cobrança dos usuários, tornando o valor da mensalidade dos planos mais onerosa.
   b) cobranças de taxas extras dos usuários para compensar seu orçamento.
   c) auditorias clínicas e administrativas, procurando realizar a constatação sobre a real situação do paciente e se efetivamente a estratégia de tratamento programada pelo médico responsável para ele é a mais adequada.
   d) buscas pelos profissionais responsáveis pelo atendimento de seus usuários.
   e) formas que realmente identifiquem a condição socioeconômica do paciente assistido.

Questão para reflexão

1. Imaginamos que você tenha percebido que, principalmente a partir de 1998, a população passou a descobrir a importância dos planos suplementares de saúde. A busca por esses planos evidentemente sempre foi revestida pela procura indireta, isto

é, um benefício recebido da empresa à qual o colaborador está vinculado, o que significa a possibilidade de participação em um plano de saúde. Dessa forma, não é o usuário quem realiza a busca por um plano, mas sim a empresa à qual ele se acha vinculado. Esta é quem estabelece as relações contratuais com uma organização do mercado de saúde suplementar.

Compare o suporte de atendimento que os usuários recebem hoje com as condições de saúde que podem apresentar. Por que eles preferem buscar um plano de saúde suplementar – desde que tenham condições para tal – ao invés da assistência prestada pelo SUS?

Para saber mais

MACIEL JUNIOR, J. N. O papel do atuário na saúde suplementar: um resumo das principais atividades nas operadoras de planos de saúde. **LinkedIn**, 29 mar. 2016. Disponível em: <https://www.linkedin.com/pulse/o-papel-do-atu%C3%A1rio-na-sa%C3%BAde-suplementar-suas-nas-de-maciel-junior>. Acesso em: 8 fev. 2019.

Capítulo 4

Aspectos técnicos atuariais e de gestão para contratos e convênios

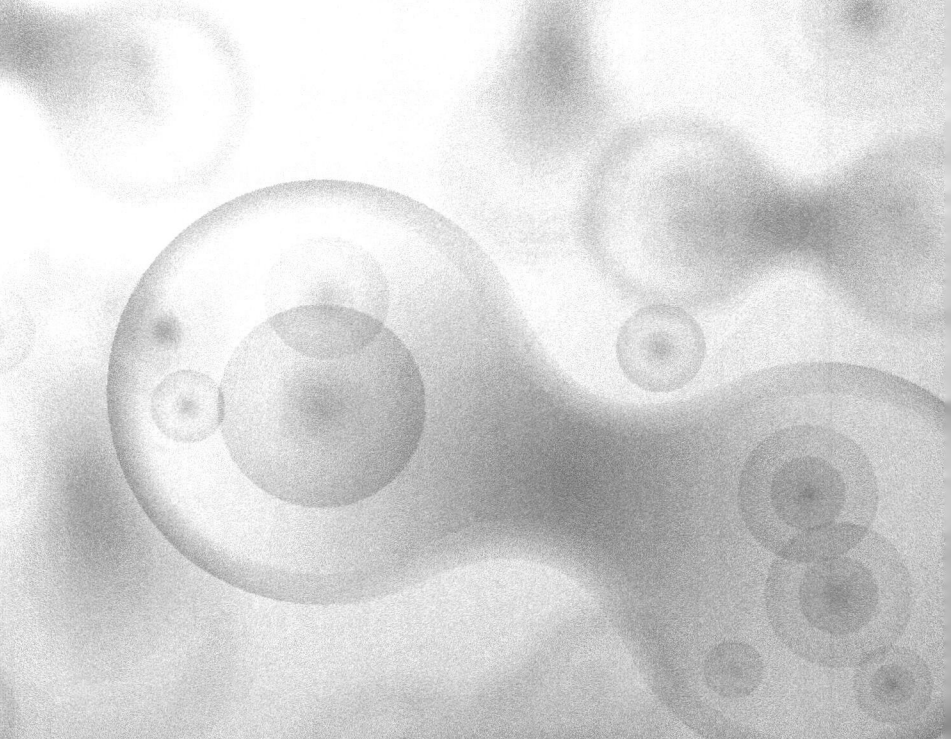

Conteúdos do capítulo:

- Características que diferem os convênios e os contratos.
- Histórico, aspectos diversos e conceitos relacionados ao cálculo atuarial.
- Complexidade da ciência atuarial no âmbito do Sistema Único de Saúde (SUS).
- Aplicabilidade da ciência atuarial na saúde suplementar (planos de saúde).

Após o estudo deste capítulo, você será capaz de:

1. relacionar os elementos básicos que distinguem os contratos dos convênios;
2. entender o histórico e a evolução no tempo dos vários aspectos e elementos conceituais que envolvem o cálculo atuarial;
3. avaliar a importância do cálculo atuarial aplicado ao Sistema Único de Saúde (SUS) e a complexidade de suas várias implicações;
4. perceber o grau de importância do cálculo atuarial e sua aplicação à gestão das organizações que atuam no segmento de saúde suplementar.

A ciência atuarial, ou conhecida simplesmente como *atuária*, caracteriza-se pelo uso de cálculos e fórmulas matemáticas voltados ao estudo de probabilidades, expectativas e riscos dentro de um cenário socioeconômico. Em tal contexto, todas as variáveis conhecidas, possíveis e imagináveis devem ser consideradas e estudadas para que se estabeleça a viabilidade de sistemas inseridos na previdência, no setor público de saúde e, principalmente, no sistema de saúde suplementar, representado pelas operadoras de saúde. A ciência atuarial também auxilia e serve de elemento-base nos sistemas de seguros e pensões cujas organizações realizam estudos e projeções baseados nos cálculos probabilísticos que tal ciência permite estabelecer.

A teoria econômica é outra importante base metodológica para que os dados macro e microeconômicos possam servir de objeto de análise. Referimo-nos principalmente aos cálculos das projeções sobre dados, como cálculo da inflação, variáveis nas taxas de juros, cálculo do índice de preços ao consumidor, índices que medem as questões ligadas ao emprego e desemprego e outros que o gestor julgar importante.

Pelo fato de envolver várias áreas do conhecimento, a ciência atuarial se constitui em um campo de domínio de várias ciências, como contabilidade, economia, administração, matemática, finanças e estatística. Todas são essenciais e servem de subsídio para o estabelecimento de modelos que auxiliem as organizações na adoção de um padrão estratégico destinado à minimização do risco do negócio, em especial no que se refere às empresas ligadas à operação de saúde suplementar e até mesmo ao Sistema Único de Saúde (SUS).

Os estudos da atuária dividem-se em dois principais ramos: o **vida** e o **não vida**. O primeiro trata das questões de longo prazo, como aposentadoria, pensões, seguros de vida e de saúde;

já o segundo está mais relacionado às características de curto prazo, como seguros de automóveis, seguros residenciais e de responsabilidade civil.

A área de contratos e convênios a serem estabelecidos e firmados tanto pelo SUS – por meio dos respectivos gestores nos diversos níveis ou esferas governamentais – quanto pelos planos de saúde mediante as respectivas operadoras tem como base essencial os conceitos e as aplicações das ciências atuariais. Em relação ao assunto, embora toda e qualquer organização possa ter presentes em suas relações as figuras dos convênios e dos contratos, focaremos de forma mais efetiva a representatividade de ambos os instrumentos com ênfase na área da saúde.

O objetivo do cálculo atuarial é definir o montante de recursos necessários a determinada área de atuação. Ele pode ser utilizado para fins de cálculos previdenciários; para o estabelecimento dos valores necessários à cobertura de despesas médico-hospitalares e de serviços auxiliares de diagnóstico e tratamento, no caso do SUS; e para a estimativa das contribuições necessárias por parte dos clientes que aderem a um plano de saúde em uma operadora do setor.

O cálculo atuarial tem como finalidade definir uma previsão das várias situações prováveis, para que as operadoras possam fazer o devido reembolso aos respectivos interessados ou prestadores de serviços. Isso deve ser feito dentro de uma previsão orçamentária viável tanto no presente quanto no futuro, com vistas à sua sustentabilidade e permanência no mercado.

As contribuições realizadas pelos clientes de uma operadora de serviços de saúde – de forma direta (quando contratados pela pessoa física) ou por meio do empregador (no caso dos planos coletivos contratados por pessoas jurídicas) – devem atender ao provisionamento necessário. A intenção é formar um fundo tanto para casos de planos de previdência privada quanto para os serviços de saúde administrados pelas respectivas operadoras. O valor do fundo deve atender aos repasses a serem feitos aos prestadores de serviços e reembolsos eventuais aos segurados, além do pagamento de fornecedores de materiais e medicamentos cobertos pelo plano.

O fundo precisará ainda garantir a segurança dos pagamentos que deverão ser realizados rigorosamente nas datas aprazadas e obedecer a um cálculo com percentual de reserva técnica que possa cobrir situações eventuais, remunerando os custos fixos e variáveis da operadora com possibilidades de uma margem de lucro. Temos de lembrar que se trata de uma empresa como outra qualquer, e que por essa razão precisa remunerar o capital formado pela contribuição de sócios, investidores ou cooperados, dependendo da sua constituição jurídica.

Neste capítulo, veremos como tudo isso se processa no âmbito do SUS e das operadoras e quais as implicações para o estabelecimento de contratos e de convênios.

4.1 Características que diferem os convênios e os contratos

É importante que saibamos distinguir convênios e contratos, uma vez que, na área da saúde, a cada passo estaremos participando direta ou indiretamente da gestão desses importantes instrumentos jurídicos. Na prática, eles regulam de modo particular o conjunto das atividades desenvolvidas nas organizações, sejam públicas, sejam privadas.

De acordo com Reinaldo Quintanilha da Silva (2012), em seu artigo "Diferenças entre os contratos e convênios administrativos", no estabelecimento de convênios temos como característica principal a existência do interesse mútuo das partes que participam desse instrumento. Já no caso de contratos firmados pelas organizações de maneira recíproca com outras empresas ou até mesmo entre pessoa jurídica e pessoa física, temos a presença do chamado *interesse oposto*, ou *contraprestação*, representado pelo valor a ser pago pelo objeto do contrato (Silva, 2012).

Exemplo característico de um convênio é aquele que a municipalidade estabelece com os respectivos prestadores de serviços, representados por hospitais, clínicas, laboratórios etc. Já um contrato permeia várias áreas de gestão da organização, como manutenção de equipamentos, além de instrumentos que regem a relação com prestadores de serviços terceirizados. Essa figura é usual na grande maioria de clínicas especializadas e hospitais, ao contratar, por exemplo, uma equipe para serviços de raios-X, tomografia computadorizada, ressonância magnética, ultrassonografia e até mesmo equipes médicas para áreas específicas (como serviços de Unidade de Terapia Intensiva – UTI e serviços de anestesiologia).

Reportando-nos mais precisamente aos contratos, é importante verificarmos a etimologia da palavra *contrato* – do latim *com*, que significa "junto de", e *tractus*, que representa a relação de confiança e de fidelidade que deve haver entre aqueles que firmam o instrumento. A respeito da história dos contratos, Silva (2012) destaca:

> *Os contratos são seculares. O procedimento licitatório foi introduzido no direito público brasileiro há mais de 140 anos pelo Decreto 2.926, de 14/5/1862, que regia as arrematações dos serviços sob a responsabilidade do então Ministério da Agricultura, Comércio e Obras Públicas (COUTO, 2010, p. 28). A regulamentação só se tornou mais sólida, em 1922, por meio do Código de Contabilidade – Decreto 4.536, de 28/1/1922. Depois, passou-se pelo Decreto-Lei 200, de 25/2/1967, até ser reunida em um estatuto no Decreto-lei 2.300, de 21/11/1986.*

Verificando ainda o conceito de contrato à luz da lei, constatamos que este está expresso no art. 2º, parágrafo único, da Lei n. 8.666, de 21 de junho de 1993, a saber:

> Para os fins desta Lei, considera-se contrato todo e qualquer ajuste entre órgãos ou entidades da Administração Pública e particulares, em que haja um acordo de vontades para a formação de vínculo e a estipulação de obrigações recíprocas, seja qual for a denominação. (Brasil, 1993a)

Estudiosos do assunto criticam o engessamento do conceito de contrato por uma lei, defendendo a ideia de flexibilização do tema, dado que o objetivo do instrumento é o estabelecimento da vontade mútua entre as partes que o firmam. Dessa forma, o excesso de aspectos legislatórios a respeito constitui-se em elementos complicadores e somente torna mais complexa a matéria, não permitindo que os direitos e as obrigações estabelecidos nos respectivos documentos possam ser avaliados e discutidos por indivíduos que exercem cargo de gestão. Na prática isso realmente não se verifica, uma vez que o gestor da atualidade necessita estar sempre muito bem conectado com os assuntos afins à legislação, de modo especial à da área de atuação específica dele.

Vamos encontrar em outros analistas do assunto formas mais simples de conceituação do que seja um contrato sob a ótica administrativa. Nestas, o instrumento é definido como as relações estabelecidas entre duas partes concordantes quanto às cláusulas descritas no documento para que sejam cumpridos determinados objetivos de caráter público ou privado. Um contrato deve ser oneroso para uma ou para mais partes envolvidas e é firmado sempre de forma consensual, obedecendo também à salvaguarda de que seja cumprido por quem está sendo contratado, isto é, não permitindo aprioristicamente sua terceirização.

Voltando à questão dos convênios, Odete Medauar (2009, citada por Silva, 2012) assim os define: "convênios são ajustes entre órgão ou entidades do Poder Público ou entre estes e entidades privadas, visando à realização de projetos ou atividades de interesse comum, em regime de mútua cooperação". Convênios, portanto, podem ser estabelecidos pelo poder público com outras entidades de caráter público ou privado em função de determinada necessidade de curto ou de longo prazo, podendo ser periodicamente renovados de acordo com a vontade das partes.

Normalmente ocorre publicação em órgão oficial anunciando licitação pública para conhecimento do mercado, a fim de que organizações que preencham os pré-requisitos necessários ao cumprimento de todas as condições de determinado projeto possam habilitar-se a ele. Podemos destacar ainda que, no estabelecimento de convênios, as partes envolvidas se revestem das características de cooperação, ou seja, de mútua colaboração (Silva, 2012).

Já nos contratos, o esperado é a entrega de um produto, serviço ou certo tipo de reciprocidade a ser acordada. Isso é muito comum quando, por exemplo, tanto a iniciativa privada quanto a pública contratam uma empresa especializada para realizar uma obra civil, uma simples reforma predial ou, ainda, para prestar serviços de manutenção de *software* ou qualquer tipo de equipamento, incluindo outras situações assemelhadas.

No convênio, temos como objetivo algo comum, de interesse de todos que participam do instrumento. O que difere essa figura jurídica do contrato é principalmente o seu foco e espectro de ação. Até mesmo o cooperativismo é assim considerado e pode ser praticado quando envolve um grupo de pessoas no qual haja um interesse de cunho social.

> É o caso de catadores de lixo que trabalham com a seleção para reciclagem: o município demonstra interesse por determinado grupo da atividade e firma convênios que estabelecem as condições para retirá-los de sua situação de precariedade social. Assim, além de estimular o processo de separação do lixo, busca de alguma forma suprir suas carências, facilitando o cumprimento dos objetivos por meio da prática do associativismo e do cooperativismo entre os interessados do grupo beneficiado. Nesse caso podemos perceber claramente a não existência do lucro, mas sim do interesse meramente social no qual o órgão público busca parcerias com a iniciativa privada no esforço de cumprir as finalidades em determinadas áreas de caráter social.

Outra característica importante em relação à figura dos convênios é o caráter de interesse público, que é o principal fim a ser perseguido pela iniciativa pública de fato. Esse termo – *interesse público* – ganhou ênfase especial no estabelecimento dos convênios, principalmente diante de acontecimentos relacionados ao desvirtuamento das finalidades essenciais definidas. Isso significa que os valores avençados acabaram sendo desviados para outras finalidades que não as dos fins efetivamente de caráter social e público a que se destinam por sua própria natureza.

Dessa maneira, tal termo passou a ter um significado todo especial, porquanto objetiva jamais estabelecer finalidade e recursos no instrumento que atendam meramente aos interesses de entidades privadas. Isso não significa, entretanto, que estas não possam fazer parte das escolhas do setor público para determinadas parcerias, como é o caso dos hospitais (universitários e filantrópicos, principalmente) que atendem aos pacientes do SUS.

Ainda com foco nas diferenças entre contrato e convênio, verificamos que, em um convênio, o objetivo ou o conjunto de objetivos definidos são de caráter institucional e comum, ou seja, a meta a ser atingida é a mesma. Por outro lado, na figura do contrato, um ente busca por um produto ou serviço pelo qual efetuará o pagamento devidamente estabelecido. Dessa forma, a propósito dos convênios, estes proporcionam uma mobilização de maior amplitude sobre todos os aspectos, exigindo dos órgãos públicos que os estabelecem e das entidades conveniadas o mútuo compromisso em planejar as atividades e em estabelecer uma gestão de controle e monitoramento de maneira comum, com interesse de caráter eminentemente público.

Importante!

Podemos assim afirmar que, nos convênios, as intenções são somadas ou agregadas, ao passo que nos contratos as vontades apenas se unem, pois cada uma das pontas possui um objetivo distinto, embora convergente.

Outro aspecto importante na diferenciação entre ambos os instrumentos é a responsabilidade perante o Tribunal de Contas da União (TCU). Quando são estabelecidos contratos, em uma situação de irregularidade caracterizada pelo descumprimento de alguma cláusula ou algo semelhante, a responsabilidade recai sobre a pessoa jurídica, isentando a pessoa física dos sócios participantes da figura societária, cujo patrimônio também permanece imune em casos de execução da dívida. A exceção apenas ocorre em casos de fraude devidamente comprovada e que tenha a finalidade de causar qualquer prejuízo a outrem.

Por outro lado, no que se refere aos convênios, existe a responsabilidade da pessoa jurídica em prestar contas sobre a aplicação dos recursos recebidos da entidade pública. No caso de qualquer situação irregular, quem responde passa a ser a pessoa física que represente legalmente a organização conveniada. Tal tratativa está estabelecida legalmente, segundo Silva (2012): "(art. 145 do Decreto n. 93.872/1986; e nos Acórdãos n. 384/1998 – Segunda Câmara; n. 372/1999 – Segunda Câmara; e n. 92/1999 – Primeira Câmara)". Sob o ponto de vista legal, o TCU não julga as contas de uma entidade ou órgão, e sim dos administradores e demais responsáveis pelos bens e valores públicos, de acordo com o art. 70, parágrafo único, da Constituição Federal (CF) de 1988 (Brasil, 1988). "O próprio Supremo Tribunal Federal proferiu julgamento nesse sentido nos autos MS 21.644/DF (Rel. Min. Néri da Silveira, julgamento: 4/11/1993, Tribunal pleno, D.J. de 8/11/1993, p. 43.204)".

Conforme ainda explica Silva (2012):

> *Quanto aos contratos, as Leis 8.666/1993 e 10.520/2002 são as principais normas regulamentadoras dos procedimentos que resultam nos acordos contratuais. Inclusive, é possível apresentar mais uma diferença entre os dois institutos: a estabilidade normativa. De um lado, a segunda lei citada, Lei do Pregão, possui treze artigos somente e completará dez anos em 2012, sem nenhuma alteração em seu texto. De outro lado, o Decreto 6.170/2007, que, em pouco mais de quatro anos de vigência, possui seis decretos posteriores alterando seu texto.*

No Quadro 4.1, Silva (2012) apresenta de forma objetiva as diferenças substanciais entre contratos e convênios.

Quadro 4.1 – Principais diferenças entre contratos e convênios

Contratos	Convênios
Interesses opostos e antagônicos	Interesses convergentes
Composição de interesses (juntam-se)	Conjugação de interesses (somam-se)

Fonte: Silva, 2012.

É importante destacar, para melhor entendimento, as diferenças entre contratos e convênios porque, embora ambos sejam revestidos de direitos e obrigações, a questão do ônus está mais presente nos contratos, nos quais a composição de interesses é formada por uma junção, ao passo que nos convênios a matéria é atenuada pela soma de interesses de ambas as partes.

4.2 Histórico, aspectos diversos e conceitos que envolvem o cálculo atuarial

A ciência atuarial tem suas origens no século XIX na Inglaterra. O objetivo dos estudos dessa ciência tinham como principal foco aspectos ligados à mortalidade da população e às pensões que deveriam ser pagas aos indivíduos da sociedade daquele tempo.

Regredindo um pouco mais na história, verificamos que se atribui a Domitius Ulpiames, prefeito de Roma nos tempos do Império, a concepção das primeiras ideias a respeito do seguro de vida. Elas foram desenvolvidas com base no levantamento estatístico sobre os nascimentos e as mortes dos romanos à época (Manoel Junior, 2012), o que nos leva a uma essência do estudo atuarial já naqueles tempos.

Manoel Junior (2012) comenta que, na Inglaterra e na Holanda do século XVII, por sua vez, havia um empenho bastante grande na venda de títulos públicos com o objetivo de que os cidadãos pudessem usufruir de benefícios de uma renda vitalícia no futuro quando fossem considerados inaptos para o trabalho. Dessa forma, tornou-se necessário o estabelecimento de cálculos específicos que determinassem com relativa exatidão os valores a serem estabelecidos para os respectivos títulos públicos, de modo a proporcionar os benefícios futuros sem quaisquer prejuízos ao erário público. Para tanto, *experts* na arte de cálculos foram convidados a concentrar seus estudos na definição das probabilidades matemáticas.

Assim, os primeiros cálculos atuariais foram historicamente estabelecidos, fundamentados em probabilidades matemáticas. Estudiosos como Pascal, Graunt e Edmond Halley, na Inglaterra, e Witt, na Holanda, tomaram como base os índices de natalidade e de mortalidade disponíveis nos registros públicos, aliando seus cálculos à expectativa de vida dos cidadãos para aqueles tempos (Manoel Junior, 2012). Todos esses cálculos naturalmente eram baseados em riscos e meras probabilidades, como, aliás, até hoje são determinados, utilizando-se da mesma tese.

O avanço da ciência nesse campo é atribuído ao inventor da ciência atuarial, James Dodson, que aperfeiçoou os cálculos dos valores de contribuição que os indivíduos deveriam desembolsar anualmente para poder usufruir dos benefícios futuros. Naturalmente, tais estudos valeram-se da contribuição de outros cientistas tanto da matemática quanto da economia, da filosofia e de outras ciências que puderam se complementar, estabelecendo, assim, a denominada *tábua da vida* e outras ferramentas que foram incorporadas ao cálculo atuarial. A ciência atuarial foi sendo aperfeiçoada de forma gradual principalmente no século

XX, com a expansão dos negócios na área de seguros e pensões conectados ao mercado financeiro (Manoel Junior, 2012).

Os bancos aprimoraram seus sistemas de estudos, análises e pesquisas a respeito, com o foco cada vez mais direcionado às finanças e à economia. Considerando que as companhias seguradoras, principalmente nessa época, estavam ligadas de maneira obrigatória ao sistema bancário, cresceu a oferta de seguros de vida e de planos de capitalização com vistas a uma renda futura para os indivíduos – atualmente, estes são representados pelos planos de previdência privada.

Já entre 1960 e 1970, surgiram no mercado os primeiros planos de saúde privada com a criação das nascentes operadoras de saúde que ofertavam planos individuais e empresariais. Porém, elas ainda apresentavam cobertura limitada e, na maioria das vezes, planos vinculados a possíveis reembolsos, ou seja, o usuário elegia seu médico ou serviço de preferência, fazia o desembolso às suas custas e, posteriormente, submetia o valor da conta a um processo de análise para reembolso pela empresa operadora.

Na época, o número de prestadores e serviços credenciados era reduzido e testava-se com certa desconfiança a nova sistemática de remuneração, visto que a prática ainda não oferecia a necessária segurança de reciprocidade por parte do sistema. Segundo Manoel Junior (2012): "Fundamentalmente o cálculo atuarial busca, por meio do conhecimento histórico, de distribuições estatísticas e hipóteses, formar o valor presente (valor atual) de um conjunto de fluxos de caixa (obrigações a pagar ou a receber em uma ou várias datas) no futuro".

Já sabemos que a Constituição Federal de 1988 – a legislação máxima que seguimos até o momento – está centrada e baseada no tripé seguridade social, saúde e previdência. Para que esse sistema, do qual derivam os já mencionados três subsistemas, efetivamente seja viável, o binômio *arrecadação* e *gastos* deverá contemplar, sem dificuldades orçamentárias de grande gravidade, o fechamento final, tendo por objetivo evitar os desagradáveis déficits operacionais expressivos ao final de cada exercício. Como no Brasil isso não vem sendo possível, o sistema como um todo e os respectivos subsistemas têm apresentado problemas estruturais sistêmicos de forma constante.

De um lado, vemos o governo federal, mediante frequentes pronunciamentos, informar, tanto por meio do Ministério da Previdência e Assistência Social quanto do Ministério da Saúde, que não tem problemas de caixa e que as verbas, principalmente as destinadas à saúde, vêm sendo rigorosamente pagas e distribuídas aos respectivos gestores, representados pelos estados e municípios. De outro lado, no entanto, o que ocorre na prática, especialmente em organismos altamente dependentes do SUS, não é o exercício dessa compatibilidade, posto que, se o governo afirma que sua contabilidade fecha rigorosamente, o déficit apresentado pelas organizações conveniadas nesse setor (hospitais e demais prestadores de serviços de saúde) tem sido elevado. Estas necessitam buscar constantemente recursos em terceiros, sobre os quais pesa o ônus dos juros elevados cobrados pelo mercado financeiro. Ressalva seja feita à gestão de alguns estabelecimentos conveniados, que tem sido de péssima qualidade em alguns casos, produzindo sérios problemas de equilíbrio financeiro.

Assim, podemos afirmar com segurança que o anunciado equilíbrio do cálculo atuarial propagado pelo governo não representa uma realidade nas pontas que dependem sensivelmente dos repasses. Estes acontecem em valores inadequados e incompatíveis com os gastos realizados em certos casos, não obstante a comprovada boa gestão que é realizada por alguns estabelecimentos conveniados. De igual maneira, temos visto continuamente por meio da mídia notícias sobre o fato de que as contas da Previdência Social não vêm apresentando o necessário equilíbrio há muito tempo, produzindo déficits altamente expressivos a cada exercício e causando os anunciados rombos ao caixa do governo. Tanto é que uma das vulnerabilidades do governo federal no atual momento é a tão propagada aprovação das mudanças na Previdência Social, no sentido de que as contas da Federação precisam ser devidamente equilibradas, com reflexos substanciais e positivos até mesmo para a economia brasileira.

Vejamos então alguns detalhes sobre o conceito e as implicações do cálculo atuarial e sua relação com a ciência contábil, a qual possui um elo bastante forte com os resultados e com o equilíbrio orçamentário das organizações.

A ciência atuarial está ligada ao ramo do conhecimento humano que trata dos aspectos matemáticos inerentes aos seguros operados em várias modalidades de caráter econômico-contábil. Isso representa, portanto, o risco que um universo de indivíduos representa em determinado grupo. O cálculo atuarial associado a essa ciência é constituído por um ramo da matemática baseado nos cálculos das probabilidades finalísticas, que poderão se concretizar em função de dado risco.

Vamos exemplificar? Quando adquirimos um seguro de cobertura para nosso veículo, os valores que nos são propostos para o desembolso mensal do chamado *prêmio de seguro* são calculados mediante a aplicação da ciência atuarial. Esta se utiliza de dados probabilísticos definidos de acordo com a faixa etária do condutor, a marca e as características do veículo – é sabido que existe maior ou menor incidência de furtos e roubos para determinadas marcas – e assim por diante; em última análise, é levado em conta o possível risco a que é submetido o veículo e seu respectivo condutor.

Da mesma forma, são considerados elementos de ordem histórica em relação ao segurado, isto é, o número de vezes em que ocorreram sinistros com ele durante o período em que manteve o plano ativo na seguradora. Toda a estatística disponível pelas companhias seguradoras é utilizada na perspectiva de que o valor estabelecido de prêmio seja compatibilizado com a possibilidade ou com as probabilidades de ocorrência de possíveis sinistros.

O mesmo ocorre com o SUS, que possui um universo de indivíduos que hoje é representado pelo quantitativo da população em cada censo, levando em conta as respectivas faixas etárias, o índice de mortalidade médio e o de longevidade, as doenças com maior incidência de casos, e outros detalhes. Esses fatores estão relacionados à maior ou menor ocorrência de sinistros, apoiadas em estatísticas continuamente levantadas e analisadas.

Os estudos são realizados dentro da distribuição nas respectivas camadas da população assistida pelo SUS, pois, como já bem sabemos, esse é um plano no âmbito social que possui o caráter de universalidade de atendimento, isto é, todos os cidadãos brasileiros têm direito a ele, sejam ou não contribuintes da Previdência Social. Além disso, são calculadas as probabilidades quanto ao surgimento de epidemias e endemias que podem agravar as previsões orçamentárias com novas incidências. Podemos citar, a título de exemplo, o que vem ocorrendo na história recente do país com o incremento dos casos de dengue, febre amarela e outras doenças nem sempre previstas no contexto da saúde, mas que devem fazer parte do cálculo atuarial do Ministério da Saúde.

Outros fatores também impactam essa estatística e o jogo das probabilidades, por isso devem ser considerados. Um deles se trata da contínua possibilidade de inserção de novos tipos de medicamentos na pauta de cobertura de doenças, pois descobertas científicas surgem de tempos em tempos. A necessária dinâmica quanto à cobertura de novos materiais de consumo utilizados na área da saúde à proporção que ocorrem os avanços científicos também representa aumento nos gastos e precisa ter suas probabilidades de ônus orçamentários devidamente calculadas.

Dessa forma, verificamos que o cálculo atuarial se reveste de grande complexidade e importância e necessita levar em consideração fatores complicadores e acontecimentos fortuitos que eventualmente ocorrem, mas que precisam ser adequadamente atendidos mediante a cobertura adequada. O que temos visto nos últimos tempos é um crescimento das demandas judiciais por coberturas não previstas, as quais redundam, ao final, na efetiva cobertura por parte do Ministério da Saúde. O órgão, então, não vê saída senão ceder mediante o devido reembolso aos demandantes de determinados procedimentos e materiais, além de medicamentos que até então não faziam parte da pauta previamente estabelecida e de prática usual.

É importante ressaltar que a ciência contábil guarda forte relação com a ciência atuarial, visto que a primeira é a responsável pelo estudo e controle do patrimônio das organizações, representado pelos seus ativos e passivos. Justamente com vistas à preservação patrimonial é que a ciência atuarial exerce o papel de complemento à ciência contábil, para que esta estabeleça controles e o monitoramento constantemente requeridos ao controle das contas da organização, principalmente em se tratando de organismos submetidos a uma variabilidade contínua de acontecimentos, como é o caso da área da saúde. Tudo isso exige um esforço bastante grande de gestão para que se possa compatibilizar o orçamento sem dilapidar o patrimônio representado pelo ativo e capital imobilizados, buscando não elevar o passivo com novas dívidas ou obrigações.

A análise financeira também se reveste de grande importância nesse segmento. As finanças constituem o objetivo principal da compatibilização entre as disponibilidades de recursos e as exigibilidades representadas pelos débitos assumidos continuamente. Envolvem também as disponibilidades e possibilidades indicadas pelo ativo realizável e pelos exigíveis em curto, médio e longo prazos presentes no passivo. Analisam, portanto, de forma contínua a compatibilidade entre o desembolso e a capacidade de arrecadação de um organismo em face dos acontecimentos representados pelas sinistralidades.

Outro fator a ser considerado, principalmente na área da saúde, é a análise econômica. Verificamos no panorama macroeconômico do Brasil da atualidade uma situação bastante adversa em relação à compatibilização entre renda e possibilidade de gastos das famílias. Com a crise econômica que se instalou no país desde 2014, muitas famílias perderam significativa parte de sua renda devido ao desemprego dos seus membros ou ao subemprego, provocados pela diminuição dos quadros de funcionários de centenas de organizações.

O sistema previdenciário, assim como as operadoras de saúde, depende de arrecadação baseada no volume de contribuintes – tanto das pessoas físicas (e da parte patronal, no caso da previdência) quanto das pessoas jurídicas, que correspondem aos planos empresariais das operadoras de saúde. Isso resulta em sérios problemas ao cálculo atuarial. A explicação está no fato de que, com maior gravidade no sistema público de saúde, os desembolsos continuam ocorrendo e, no caso das operadoras de saúde, mais e mais indivíduos deixam os planos, causando perdas de receita representadas pela redução na carteira de clientes. Tudo isso constitui um grande desafio aos cálculos das probabilidades previamente estabelecidos.

Nesse panorama, o cálculo atuarial funde-se com o financeiro num contexto bastante abrangente que afeta os segmentos do sistema econômico como um todo. Isso ocorre porque o microssistema que analisa a economia do país funciona como uma verdadeira engrenagem na qual todos os elementos que compõem essa roda produtora do giro dos negócios da nação se interpõem e se tornam interdependentes.

Para o melhor entendimento, imaginemos que a economia esteja a todo vapor. Temos aí uma situação de pleno emprego na qual todos têm renda, o que gera a devida capacidade de consumo, mantendo o comércio, os serviços e a indústria em pleno funcionamento. Por consequência, a perda de emprego e renda causa a imediata ruptura de um elo importante dessa cadeia, o que irá proporcionar o desequilíbrio do sistema como um todo.

Ainda dentro desse contexto, o cálculo atuarial nos remete para os aspectos referentes às responsabilidades do sistema previdenciário como um todo. Uma vez que legalmente a necessidade é dar conta do que ficou estabelecido constitucionalmente, o que inclui a questão da assistência social, das aposentadorias e, principalmente, aquelas ligadas à assistência à saúde, esses itens não podem sofrer com os problemas de ordem macroeconômica. Tudo continua e deve se manter em pleno funcionamento apesar das rupturas dos elos dessa corrente.

A ciência contábil também contribui com os cálculos das probabilidades na medida em que proporciona levantamentos da contabilidade nas organizações. Os levantamentos periódicos auxiliam na análise dos resultados demonstrados sobre a dimensão exata da sua situação. A vantagem apresentada na atualidade pelos sistemas integrados de informação, os quais mantêm a contabilidade das corporações rigidamente atualizada em relação aos seus registros, é a de poder fornecer dados precisos e em tempo real; isso permite a elas o estabelecimento de estratégias mais adequadas ao efetivo andamento de negócios. Tal aspecto é válido tanto para a esfera governamental quanto para as organizações privadas em seus vários departamentos, particularmente as que se dedicam ao ramo de operadoras de saúde, em que os resultados necessitam ser medidos de forma constante e sempre atualizados.

Conforme verificamos, a incerteza caracteriza todo esse sistema. Isso é constatado tanto na questão das probabilidades de vida dos seres humanos – incidência dos índices de mortalidade ou de longevidade e suas respectivas causas – como também nos acontecimentos fortuitos, representados por doenças ou acidentes de toda e qualquer natureza, os quais desafiam continuamente as estatísticas. Situações acidentais, a propósito, ocorrem a todo tempo na vida das pessoas, assim como catástrofes que gravam a vida de uma população por inteiro – como vendavais, terremotos, alagamentos, deslizamentos, epidemias e endemias que surgem repentinamente, independentemente de quaisquer previsões –, alterando a ordem individual e social de uma comunidade ou região. Por essa razão, a ciência atuarial se baseia na probabilidade dos acontecimentos e sempre apresenta margens que precisam ser consideradas para maior segurança e equilíbrio da gestão organizacional.

4.3 A complexidade da ciência atuarial no âmbito do Sistema Único de Saúde (SUS)

O financiamento do SUS vem tirando o sono de técnicos e políticos envolvidos na questão e tem sido objeto de diversos estudos ligados à gestão do sistema e de várias reportagens na mídia.

A situação reveste-se da maior complexidade, principalmente quando é necessário o cálculo contínuo que baseia o dimensionamento da universalidade de atendimento, uma vez que sobejamente são conhecidas as demandas da população brasileira e suas carências nesse quesito. Essa complexidade aumenta quando pensamos em duas vertentes que requerem um equacionamento constante: o financiamento e a gestão.

O financiamento já foi objeto de vários estudos atuariais e sabe-se de antemão que os recursos correm na contramão do tamanho e das necessidades dos brasileiros – de acordo com o censo de 2017, somos 207,7 milhões de habitantes (Silveira, 2017). A necessidade de aperfeiçoamento dos sistemas de gestão aplicados a esse setor vem estimulando os profissionais que atuam no ramo da saúde à busca de aprimoramento, recorrendo a cursos de especialização e outras formas de treinamento continuado. O ponto mais importante para esses profissionais é a procura permanente de meios para a compatibilização orçamentária.

No entanto, tudo isso esbarra em aspectos relacionados ao desempenho das ações. Estas, por mais que sejam bem planejadas, não se traduzem em qualidade devidamente reconhecida pela população, a qual assiste todos os dias à indesejável ineficiência de atuação do SUS em suas ações assistenciais e serviços próprios. Ademais, proporciona um déficit catastrófico na oferta de serviços, com desequilíbrios orçamentários totalmente incompatíveis e desnecessários. O resultado são as intermináveis filas de espera que se multiplicam Brasil afora. A demora se desdobra ainda mais quando falamos de atendimento especializado e de recursos destinados aos serviços de diagnóstico e tratamento, os quais limitam os usuários e acarretam carências e baixa qualificação como consequências sem medida a um sistema que aparentemente vem agonizando.

A melhoria da gestão também passa pela necessidade de financiamento de ações que permitam a melhor capacitação possível de técnicos, do pessoal envolvido diretamente no atendimento e dos gestores das respectivas unidades de saúde. Além disso, existem carências quantitativas e de infraestrutura, representadas pela falta de equipamentos essenciais, como computadores e *softwares* adequados, afins ao atendimento do setor da saúde. Essa realidade revela cotidianamente o desprovimento ímpar de um sistema que permeia o Brasil de norte a sul, com enormes desigualdades de distribuição, o que somente faz aumentarem as carências de ordem social.

Sob a ótica orçamentária, surge ainda como elemento controverso e objeto de amplo debate a chamada *Proposta de Emenda à Constituição (PEC) n. 241*, apresentada pelo governo de Michel Temer com vistas a congelar gastos com saúde, educação e assistência social por 20 anos. De acordo com artigo publicado na revista *Carta Capital* de 25 de outubro de 2016: "A Câmara dos Deputados aprovou, em segundo turno de votação, o texto-base da Proposta de Emenda à Constituição, que congela os gastos públicos por 20 anos, com profundo impacto nos orçamentos da saúde, educação e assistência social" (Câmara Congela..., 2016).

A PEC 241, também chamada de *PEC do Teto de Gastos*,

> *tem como objetivo limitar despesas com saúde, educação, assistência social e Previdência, por exemplo, pelos próximos 20 anos. Enviada em junho pela equipe de Michel Temer à Câmara dos Deputados, a proposta institui o Novo Regime Fiscal, que prevê que tais gastos não poderão crescer acima da inflação acumulada no ano anterior. Autor da medida, o ministro da Fazenda, Henrique Meirelles, classificou a PEC 241 de "dura" e admitiu o propósito de limitar os gastos com saúde e educação, que atualmente são vinculados à evolução da arrecadação federal.*
> (Entenda o que..., 2016)

A PEC 241 colide com as garantias sociais expressas na Constituição Federal de 1988: se, de um lado, contribui sensivelmente com a limitação dos gastos, o que sob o ponto de vista de diminuição dos riscos probabilísticos do governo com a área da saúde é procedente no momento atual, devido ao alto déficit orçamentário, por outro, contrapõe-se a tudo o que estava previsto em termos de universalização do atendimento à população, que é algo que deve ser revisto.

Sob o ponto de vista da ciência atuarial, a PEC 241 rompe um ciclo que mantinha certa estabilidade nos gastos. Para a decepção de todos os que se dedicam principalmente à gestão da saúde no Brasil e que já amargam diariamente carências marcantes e tão conhecidas por todos, vemos agora despontar o tempo de uma espécie de processo rescisório de todos os acordos e convênios avençados anteriormente. Estes se renovavam a cada ano entre gestores e prestadores de serviços do sistema por meio dos estados e municípios, com reflexos incalculáveis ao bem-estar da população, a qual, aliás, será a primeira a sofrer as consequências.

É previsível que tenhamos uma queda na abrangência e no alcance dos vários serviços prestados pelo SUS por intermédio das entidades privadas – quer filantrópicas, quer empresariais – dentro de um sistema instalado e que já apresenta sérias rupturas em sua estrutura de atendimento devido à alta defasagem de valores de remuneração. O resultado deverá ser desastroso para todos os sistemas sociais altamente dependentes do SUS, os quais terão sua política, cobertura e abrangência altamente comprometidas.

Entendemos que, no afã de se realizar uma boa gestão na área da saúde, seja promovida continuamente a manutenção das políticas públicas e o debate sobre um assunto de tamanha importância como é o que está abrangendo a aprovação da PEC 241. Tudo isso deveria ser objeto de amplo debate com a sociedade e, principalmente, com aqueles que fazem a saúde efetivamente acontecer nos estados e municípios, isto é, os prestadores de serviços, representados por hospitais, clínicas, laboratórios e serviços conveniados especializados. A promoção à equidade de tratamento que foi objeto da Constituição em vigor será maculada sob todas as formas e irá produzir um efeito devastador jamais visto entre a população assistida, em especial a de baixa renda, que todos os dias busca por atendimento no sistema a fim de amenizar as necessidades de saúde.

Os destaques contraditórios da PEC aprovada dizem respeito ao fato de que, a partir de sua publicação, os gastos do governo federal somente poderão sofrer acréscimos de acordo com a inflação acumulada e medida pelo Índice Nacional de Preços ao Consumidor Amplo (IPCA).

O documento destaca ainda que será utilizada para essa medida a inflação apurada entre julho de 2016 e junho de 2017, o que significa já de partida, como podemos avaliar, uma importante defasagem em detrimento dos prestadores de serviços, que permanecerão com uma lacuna de tempo sem a devida correção nas tabelas de remuneração. Os próximos governos deverão rever a situação, em conformidade com as variações que ocorrerem a cada mandato presidencial.

Em outros pontos, a PEC é contraditória, pois fala de preferências e, de acordo com Marcio Holland, ex-secretário de política econômica da Fazenda, "se não aprovar mudanças na Previdência, um gasto que cresce acima da inflação todos os anos, vai ter de cortar de outras áreas, como saúde e educação" (Alessi, 2016).

Não obstante todas as contradições e dificuldades impostas por essa PEC, outras medidas acabaram sendo tomadas no intento de amenizar os impactos que poderiam ter reflexos mais expressivos na área da saúde. Um exemplo disso é que, no dia 7 de fevereiro de 2017, o Ministério da Saúde anunciou o denominado *Projeto SUS Legal*. O referido texto trata de aspectos ligados ao repasse de recursos a estados e municípios, fato que já ocorre na atualidade. Todavia, fala da necessidade de intensificação da fiscalização no que se refere à efetiva execução por parte dos órgãos competentes.

Os repasses do novo projeto devem contemplar o custeio, o que é, sem dúvida alguma, o grande problema do SUS na execução dos serviços por seus prestadores na atualidade. Contemplam ainda a questão de investimentos, situação da qual estão completamente cerceados os prestadores na atualidade, em vista da escassez de recursos disponíveis para tal. Os repasses são efetuados por meio das Secretarias Municipais, quando estas participam do sistema de gestão plena, ou diretamente pelas Secretarias de Estado da Saúde em cada estado da Federação, quando tal sistema não ocorre.

A forma de distribuição de recursos feita pelo governo federal atende ao que estabelece a Constituição e destina-se a suprir as várias necessidades financeiras na área da saúde por parte de estados e municípios, que devem ser livres quanto à aplicação dos recursos, desde que observem a devida prestação de contas periodicamente.

Na categoria *investimentos*, as respectivas secretarias estaduais e municipais também poderão destinar, de acordo com suas possibilidades orçamentárias, os recursos para investimento no aparelhamento do sistema próprio ou mediante convênio a terceiros. Um exemplo é o que acontece quando da manutenção de relações conveniadas entre tais secretarias e os respectivos hospitais filantrópicos, pelas quais firmam um instrumento específico para equipar uma Unidade de Terapia Intensiva (UTI) ou um centro cirúrgico, por exemplo. Esse é um caso que é objeto de projeto próprio e específico para contemplar tal finalidade.

Logo, desde que os gestores locais (estados e municípios) realizem uma gestão competente e racional, as diversas necessidades dos prestadores de serviços conveniados podem ser atendidas de forma mais adequada. O grande complicador e que ainda apresenta uma limitação considerável são as tabelas praticadas pelo SUS. De um lado, o gestor municipal transformou-se em um comprador de serviços, oferecendo um valor maior em termos financeiros, porém compatível com o aumento quantitativo na prestação deles. Isso nem sempre é interessante ao prestador, visto que a incompatibilidade entre os custos despendidos no tratamento e na recuperação de pacientes e as receitas obtidas como contrapartida acarreta uma disparidade bastante expressiva – o que, na maioria da vezes, acaba não compensando todo o esforço de gestão realizado por hospitais, clínicas, laboratórios e outros serviços de diagnóstico e tratamento conveniados ao SUS. Imaginemos aí o esforço dos técnicos do Ministério da Saúde em relação à compatibilização dos cálculos atuariais que, já de início, ficam bastante prejudicados com uma visão probabilística bem controversa, dado que as mudanças são drásticas e altamente complexas em termos de controle.

Novamente o esforço de gestão deve entrar em ação com o objetivo de compatibilizar o lado de convenentes e o dos conveniados. A realidade, porém, na prática, tem sido revestida de grande complexidade, especialmente para os prestadores de serviços. Por mais empenho que se faça com treinamento e desenvolvimento, bem como com a racionalização de custos por meio do gerenciamento da cadeia de suprimentos, ainda assim os resultados não têm sido favoráveis. Por essa razão temos assistido a um número bastante expressivo de prestadores deixando de atender ao SUS, rescindindo convênios anteriormente firmados. Tudo isso em função de tabelas que redundam em um valor final incompatível com a estrutura de muitas organizações, as quais investiram e tudo fizeram para que suas instalações atendessem da melhor forma possível à população assistida, porém sem uma contrapartida adequada em suas receitas.

4.4 A aplicabilidade da ciência atuarial na saúde suplementar (planos de saúde)

Podemos afirmar que a ciência atuarial ganhou importância razoavelmente maior com a promulgação da Lei n. 9.656, de 3 de junho de 1998 (Brasil, 1998), a qual regulamentou o mercado de saúde suplementar no Brasil. Os cálculos atuariais passaram a exercer a partir daí papel fundamental no que se refere aos estudos de viabilidade com vistas à sustentabilidade das operadoras de saúde: proporcionar estudos e análises constantes e que permitam clarificar e orientar os processos de tomada de decisão, objetivando a minimização dos riscos em função das coberturas.

O cálculo atuarial garante, sem dúvida, a continuidade da prestação de serviços, proporcionando maior segurança à operadora de saúde e despertando a confiança do contratante na organização como contrapartida. A Figura 4.1, a seguir, nos fornece uma imagem explicativa sobre como atuavam as operadoras de saúde suplementar antes e como passaram a atuar a partir de 1998, com a promulgação da mencionada lei.

Figura 4.1 – A saúde suplementar antes e depois da promulgação da Lei n. 9.656/1998

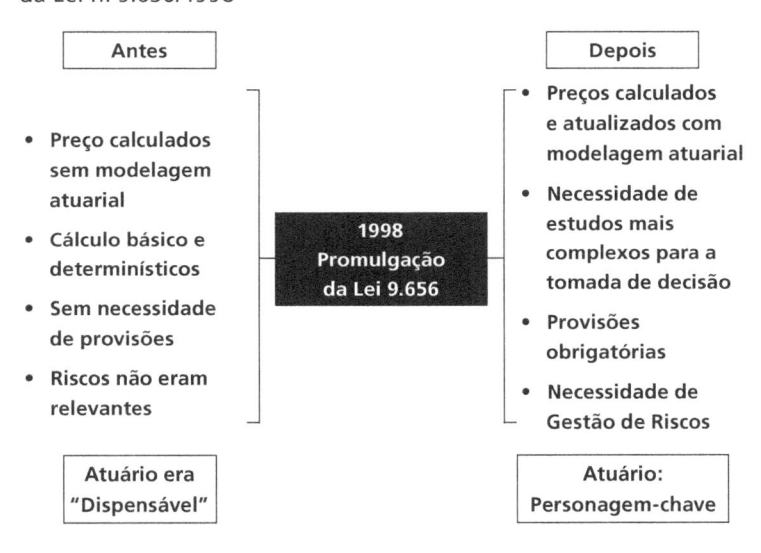

Antes
- Preço calculados sem modelagem atuarial
- Cálculo básico e determinísticos
- Sem necessidade de provisões
- Riscos não eram relevantes

Atuário era "Dispensável"

1998 Promulgação da Lei 9.656

Depois
- Preços calculados e atualizados com modelagem atuarial
- Necessidade de estudos mais complexos para a tomada de decisão
- Provisões obrigatórias
- Necessidade de Gestão de Riscos

Atuário: Personagem-chave

Fonte: Maciel Junior, 2016.

Conforme verificamos, antes de 1998 a gestão das operadoras era feita de forma predominantemente empírica, baseada em cálculos superficiais e determinísticos e sem dar a devida relevância aos riscos dos quais poderiam advir consequências danosas às organizações que atuavam no setor. Com a promulgação da Lei n. 9.656/1998, tal gestão passou a ser realizada de maneira científica, isto é, alicerçada em evidências efetivas. Isso mostrou uma necessidade real de se mensurarem os possíveis riscos, com os preços calculados dentro dos princípios da modelagem atuarial, dado que os processos de tomada de decisão se revestem, a partir da lei, de maior complexidade.

A sustentabilidade das organizações se tornou fator de fundamental importância, visto o surgimento de maior concorrência e competitividade no mercado de planos de saúde. A gestão do conhecimento passou a ser essencial para que novos produtos pudessem ser lançados, uma vez que, a cada novo lançamento, novo estudo de viabilidade baseado no cálculo atuarial e das probabilísticas de sucesso era extremamente necessário e vital para o assessoramento das operadoras.

Da mesma forma, as operadoras, a exemplo de qualquer organização, começaram a focar mais intensamente em treinamento e desenvolvimento de pessoas e na gestão de *marketing*. Isso porque o seu alcance social ganhou uma amplitude significativamente maior e uma representatividade mais efetiva em um mercado promissor e cada vez mais exigente, tornando o alcance social e a necessidade de preservação da imagem organizacional aspectos que favorecem a sustentabilidade e a viabilização dos negócios.

Dirigentes e operadoras de saúde, técnicos e gestores dessas organizações têm defendido continuamente a necessidade de repensar os modelos de gestão até hoje mantidos, num contínuo construir e reconstruir destes. Sob o ponto de vista atuarial, a manutenção da liquidez e a contínua captação de novos clientes – tanto para os planos individuais como para os empresariais – são elementos essenciais à sustentabilidade e à rentabilidade dos produtos ofertados no mercado.

Tais colocações externam uma preocupação permanente da parte de dirigentes e gestores das operadoras em torno de mudanças substanciais que precisam ser feitas no modelo de gestão adotado por algumas operadoras de saúde suplementar no Brasil, as quais quiçá nem mesmo se utilizam do cálculo atuarial em sua forma de gerir a organização. Em parte delas, o índice de insatisfação dos clientes certamente é bastante elevado, já que muitas não têm demonstrado preocupação quanto a esse quesito. Isso se reflete nas atitudes do cotidiano, principalmente na maneira dispensada ao atendimento dos usuários do sistema.

Por outro lado, vemos operadoras nas quais esse cuidado é claro. Nos treinamentos realizados por essas organizações, tem sido explícita a preocupação de gestores e de colaboradores em relação à melhoria continuada. Com isso, o que se busca é que a satisfação dos clientes represente cada vez mais um diferencial competitivo, por exemplo, considerando-se o atendimento inicial realizado nas unidades de liberação de guias e a realização de exames laboratoriais em instalações próprias. O mesmo ocorre no que tange ao serviço prestado nas pontas, em que o usuário é atendido de modo especial nos consultórios médicos, nas clínicas especializadas, nos centros de exames para diagnóstico e tratamento e, principalmente, nos hospitais.

Para tanto, organizações com esse foco promovem auditorias de atendimento constantemente. São frequentes as visitas dos auditores especialmente aos hospitais, nos quais a permanência dos pacientes, principalmente quando prolongada, nem sempre é algo agradável, mormente quando o período ultrapassa aquilo que inicialmente era a expectativa. Por vezes, esses pacientes se ressentem de um melhor acompanhamento médico, com informações claras a eles e a familiares.

Todos esses elementos fazem parte da pauta dos atuários que exercem funções nessa área de gestão das operadoras de saúde. A satisfação do cliente interfere diretamente nos índices de evasão, cujos quantitativos necessitam ser continuamente aferidos, pois a ciência atuarial considera principalmente a massa crítica de clientes que trazem o faturamento mensal a uma organização.

De igual maneira, a longa permanência em um hospital requer um monitoramento mais frequente por parte de médicos auditores, uma vez que esse é um fator de incremento nos custos. Pacientes com maiores períodos de internação comumente constituem objeto de complicações que fazem aumentar os gastos no tratamento, redundando em faturas mais elevadas e que certamente deverão ser mais bem analisadas e detalhadas devido ao ônus maior que representam à operadora de saúde.

Dessa forma, o gerenciamento de informações e a disponibilidade destas em tempo real auxiliam sensivelmente a ação atuarial na gestão das operadoras. Assim, tornam-nas mais ágeis em relação às medidas estratégicas que necessitem ser tomadas no que se refere a eventuais mudanças de rumo ante situações que venham a ameaçar o equilíbrio orçamentário delas.

O estudo constante e o trabalho em analisar a natureza, a estrutura e a qualidade das informações administrativas utilizadas pelas operadoras de planos privados de assistência à saúde devem ser uma preocupação permanente da gestão baseada no modelo voltado ao refinamento do cálculo atuarial. O contínuo monitoramento estatístico das condições de saúde dos clientes, com análises mais detalhadas e mais profundas – visto que, na atualidade, assistimos ao aumento da longevidade da população –, contribuirá para a melhoria da qualidade dos serviços oferecidos pelas operadoras. Ademais, trará inúmeros benefícios aos valores de aferição dos resultados a serem apurados periodicamente por meio da contabilidade. A isso se soma o trabalho das equipes de auditoria médica na análise e na detecção precoce de algumas doenças e na promoção da saúde dos beneficiários dos planos.

Em Curitiba e Região Metropolitana, existe uma cooperativa médica que mantém um plano de saúde o qual se utiliza de métodos e sistemas de gestão bastante refinados, especialmente no que se refere ao cálculo atuarial sempre atualizado. Faz uso de estratégias bastante interessantes, as quais interagem com sua viabilidade e sustentabilidade. Hoje vem trabalhando com ações de saúde preventiva, entre os quais o Programa Vida Saudável, ofertado gratuitamente aos clientes da terceira idade. Conta com uma equipe de profissionais devidamente capacitados para auxiliá-los no melhor aproveitamento da fase de vida do pós-60 anos por meio de atividades físicas e de lazer, com caminhadas, ginástica e orientações de saúde. O programa reúne idosos três vezes por semana em um *shopping* da cidade em dois horários distintos.

Como vemos, trata-se de iniciativas de caráter preventivo, que produzem qualidade reconhecida pelos clientes e, consequentemente, resultados favoráveis ao orçamento da operadora. Indivíduos que investem na prevenção tendem a utilizar-se menos vezes dos planos de saúde, buscando ações que evitam o estado de doença, exames e internações desnecessários, o que, por sua vez, certamente diminui os ônus à operadora.

No entanto, vale ressaltar que, não obstante iniciativas de caráter preventivo que contribuem tanto para os usuários quanto para a própria operadora, esta ainda peca nas questões relacionadas à gestão. Há programas, como o chamado *Gestação Saudável*, pouco divulgados, bem como os de prevenção do tabagismo, do diabetes e da hipertensão.

A gestão de operadoras de modo geral ainda é bastante deficiente por ocasião do atendimento direto ao usuário. É o caso da recepção nos guichês das respectivas sedes, nos quais o tempo de espera por vezes supera as expectativas. Atendimentos por parte de profissionais como psicólogos e fisioterapeutas organizados diretamente pelas operadoras, por vezes em regime de *home care*, também enfrentam problema de demora excessiva. Toda essa problemática causa angústia e, na maioria das vezes, filas de espera que podem exceder a meses.

Como vemos, são programas voltados ao bem-estar e que trazem no seu bojo dois aspectos importantes sob o ponto de vista estratégico. Se bem desenvolvidos pelas equipes abarcadas, conferem credibilidade e qualidade, com reconhecimento dos clientes/pacientes ou usuários do plano. Fora isso, ainda contribuem sensivelmente para o banco de dados de levantamentos de probabilísticas que subsidiam os cálculos atuariais com resultados mais favoráveis à prática de terapias preventivas. Essas terapias certamente são mais vantajosas ao plano que as de caráter curativo, que sempre têm orçamento incerto baseado no cálculo das probabilidades.

As operadoras também propõem o atendimento direto a casos complexos, como a distribuição de medicamentos de alto custo. Para tanto, o usuário necessita proceder o encaminhamento por meio de prescrição médica, aguardando o comunicado por telefone, SMS ou *e-mail*. Não raro, a falta de gestão interna das operadoras ocasiona a falta de medicação em tempo adequado, pois, embora aprovada a dispensação do produto, os processos internos de comunicação acabam falhando, o que causa dissabores e prejuízos aos usuários.

Entretanto, programas de gerenciamento de casos agudos – como doenças que necessitem de monitoramento clínico constante – têm encontrado apoio mais positivo por parte das operadoras. O próprio *home care*, dependendo das equipes escaladas para a prestação do serviço, também é executado com sucesso e traz satisfação aos usuários na maioria das vezes.

Uma preocupação constante das operadoras de saúde suplementar e que impacta diretamente no orçamento delas é, sem dúvida, o problema das demandas judiciais. O número de tais ocorrências é crescente, conforme pode ser constatado no acervo de acórdãos dos tribunais – aumentou de maneira significativa nos últimos dez anos de vigência da Lei n. 9.656/1998. De igual maneira, a quantidade de usuários das operadoras de saúde suplementar também se eleva a cada dia, não obstante a situação socioeconômica da população que, vez ou outra, interrompe tal crescimento. Isso se dá haja vista a complexidade em relação à sustentabilidade das próprias operadoras de saúde complementar num mercado bastante instável como é o brasileiro e ainda sujeito aos riscos de caráter judicial que impactam significativamente o resultado financeiro dessas organizações.

Somado aos problemas referentes à instabilidade e às dificuldades de caráter socioeconômico, temos ainda a figura do usuário, hoje cada vez mais exigente e consciente de seus direitos. Dessa forma, as estratégias das operadoras que vêm conseguindo sustentabilidade e resultados favoráveis em meio à acirrada competitividade de mercado têm sido, sem dúvida, o trabalho preventivo e o exercício de uma boa gestão baseada no rigor orçamentário e na rigidez dos controles financeiros. Acrescente-se a isso o exercício das boas práticas de uma contabilidade atuarial bem gerida por profissionais altamente capacitados no assunto e que podem dar todo o apoio e sustentabilidade às organizações, que, com tais estratégias, vêm alcançando grande sucesso.

No próprio âmbito das cooperativas médicas que apresentam uma configuração jurídica própria, temos as que vêm logrando êxito no mercado. Por outro lado, há outras que já sucumbiram diante da competitividade e da concorrência por falta absoluta de uma gestão estratégica mais competente e mais focada em seus objetivos, porque hesitam em adotar estratégias mais ousadas que lhes proporcionem melhores formas de controle, as quais lhes garantam melhores resultados.

Outro aspecto primordial e vital ao sucesso dessas organizações é a adoção de um rígido sistema de controle de custos com uma competente gestão na área. Sabemos que em meio aos prestadores de serviços também existem indivíduos e organizações que não se acautelam em exercer as práticas de cobrança de itens não contemplados nas tabelas preestabelecidas, bem como procedimentos não realizados, e que ainda praticam outras ações que caracterizam má-fé. Por essa razão, a estratégia da maioria das operadoras está centrada, hoje, no trabalho mais rigoroso e continuado do exercício das auditorias técnicas internas e externas. Elas também não deixam de se acautelar em relação às boas práticas do planejamento e da administração estratégica baseadas em um sólido sistema de governança corporativa, a exemplo das grandes empresas que atuam em outros ramos no mercado.

Outra estratégia alicerçada nas práticas do cálculo atuarial é centrar as previsões e as projeções no número de vidas que a operadora de saúde possui em sua carteira, visto que existe a necessidade da contínua manutenção de um ponto de equilíbrio que viabilize a operação desse tipo de organização. Assim, o cálculo do ponto de equilíbrio estará centrado na razão direta da relação entre o total de participantes que um plano possua e o aumento do número de beneficiários – e o consequente aumento das despesas dos novos usuários – e na manutenção do equilíbrio dessa relação.

A probabilística estatística, por meio dos históricos disponíveis pelas organizações que atuam no sistema de saúde suplementar, bem como o seu uso pelo próprio SUS para fins de aperfeiçoamento da gestão, constitui a base essencial e indispensável dos cálculos atuariais e necessita de constante atualização. Isso vai proporcionar elementos cada vez mais favoráveis ao estabelecimento de estratégias que assegurem a sustentabilidade dos sistemas de saúde.

Síntese

Você conseguiu perceber a importância do tema contratos e convênios? É importante saber a diferença básica entre eles, pois um gestor, cedo ou tarde, estará fazendo o gerenciamento de tais instrumentos. Esses elementos – constituídos por um documento meramente escrito e firmado por duas partes ou, por vezes, até mesmo tripartite – são um instrumento da maior importância para a gestão na área da saúde e norteiam a grande maioria das ações. É por meio deles que unidades de saúde, hospitais e clínicas têm facilitado a aquisição de equipamentos de alto custo. Sem o auxílio do estabelecimento dessas relações, principalmente com o Ministério da Saúde ou com as respectivas secretarias, seria praticamente impossível a realização de aquisições tão onerosas por essas organizações.

É importante também entender e aprofundar os aspectos atuariais que envolvem os estudos de viabilidade na aquisição dos equipamentos mencionados no parágrafo anterior. Por mais que tais equipamentos sejam disponibilizados por um patrocinador maior, a gestão, a operacionalização e a manutenção deles é de responsabilidade de quem os adquire.

Questões para revisão

1. Instrumento firmado pelas Secretarias de Saúde Municipal ou Estadual com um estabelecimento de saúde privado para a prestação de determinados serviços por tempo limitado. Trata-se de:
    a) termos de prestação de serviços.
    b) contrato por tempo indeterminado.
    c) contrato normal de prestação de serviços.

d) estabelecimento de convênio específico para determinada prestação de serviços.
e) um instrumento de contrato simples.

2. O atual aumento da longevidade das pessoas pode produzir o seguinte efeito na carteira de clientes de uma operadora de saúde:
    a) A diminuição constante do risco, devido ao baixo uso do plano por pessoas da terceira idade.
    b) Maior aumento do risco da carteira, visto que o cálculo atuarial não precisa necessariamente ser refeito continuamente.
    c) Maior aumento do risco da carteira, dado que o aumento nos percentuais de clientes com maior longevidade incrementa o uso do plano e das suas várias possibilidades pelos clientes.
    d) Diminuição de valores nas despesas, já que a longevidade conduz à mortalidade e, portanto, esses clientes deixam de utilizar o plano.
    e) Busca constante por clientes ingressantes em faixas etárias mais longevas, visto que estes proporcionam melhor resultado aos planos de saúde suplementar.

3. A amplitude de um contrato e de um convênio difere em função do prazo de vigência e da finalidade para a qual são firmados. A esse respeito, é correto afirmar:
    a) O contrato ou convênio firmado para a aquisição de um tomógrafo computadorizado, por exemplo, tem uma amplitude temporal mais elástica, embora sua vigência possa ser limitada a determinado espaço de tempo firmado no documento de origem.

b) O contrato ou o convênio firmado para qualquer finalidade entre um órgão público e um hospital privado, por exemplo, independe de prazos e finalidades para as quais foram estabelecidos.

c) Qualquer contrato ou convênio firmados com um órgão público não têm prazo de vigência.

d) Para fins de amplitude de um contrato ou convênio, a questão de prazo de vigência é irrelevante.

e) Um contrato ou um convênio são documentos que pouco ou valor algum representa para as ações estratégicas da empresa.

4. A ciência atuarial reveste-se de importância na gestão de contratos e convênios porque:

a) contribui para a inocorrência de erros contábeis elementares que serão cometidos de qualquer maneira.

b) pode estabelecer a medida de viabilidade de um projeto, independentemente de sua magnitude ou importância de caráter político em função de sua relevância em qualquer esfera governamental.

c) exerce importantes funções de auditoria em contratos e convênios.

d) produz o competente parecer jurídico em um projeto e nas cláusulas estabelecidas em um instrumento a ser firmado.

e) não produz qualquer efeito sobre a organização e suas ações.

5. Qual a importância da tecnologia de informação para o desenvolvimento e o acompanhamento do cálculo atuarial nas organizações?

   a) É irrelevante, pois o cálculo atuarial continua sendo desenvolvido somente de forma manual.

   b) A tecnologia da informação pode contribuir sensivelmente para os cálculos atuariais, bem como estabelecer um controle mais efetivo sobre seu desenvolvimento e suas ações consequentes.

   c) Embora a tecnologia da informação exerça seu grau de importância nesse processo, o excesso de informações gerenciais pode trazer influência negativa sobre os cálculos atuariais.

   d) As chances de sucesso de um cálculo atuarial baseado em informações gerenciais não dependem da tecnologia de informação adotada por uma organização.

   e) Usar registros sob a forma tradicional, ignorando a tecnologia da informação, é o caminho mais acertado para as organizações.

Questão para reflexão

1. Você percebe o quão importante para uma organização da área da saúde é a manutenção de uma tecnologia de informação com base em *hardware* e *software* compatíveis, que realmente se prestem à geração de informações gerenciais confiáveis e baseadas em objetividade. Estas podem contribuir sensivelmente para o exercício da gestão e trazer benefícios substanciais na conduta da rotina de trabalho. Tão relevante como as informações gerenciais é o cálculo atuarial. Por isso, é vital para a organização a manutenção de equipes nessas

estruturas que possuam as necessárias habilidades e competências para contribuir consistentemente na geração de informações confiáveis e efetivas.

Aqui é importante refletirmos sobre a importância em se manter uma equipe específica para essa atividade. Ainda que a empresa não possua recursos suficientes, contar com um profissional especializado pode ser um importante diferencial? Reflita sobre os pontos nos quais uma equipe criada com essa finalidade deva se debruçar. Os benefícios são substanciais e consistentes quando isso ocorre em uma organização? Comente a respeito.

Para saber mais

SILVA, R. Q. da. Diferenças entre os contratos e convênios administrativos. **Jus.com.br**, 2012. Disponível em: <https://jus.com.br/artigos/21491/diferencas-entre-os-contratos-e-convenios-administrativos>. Acesso em: 12 fev. 2019.

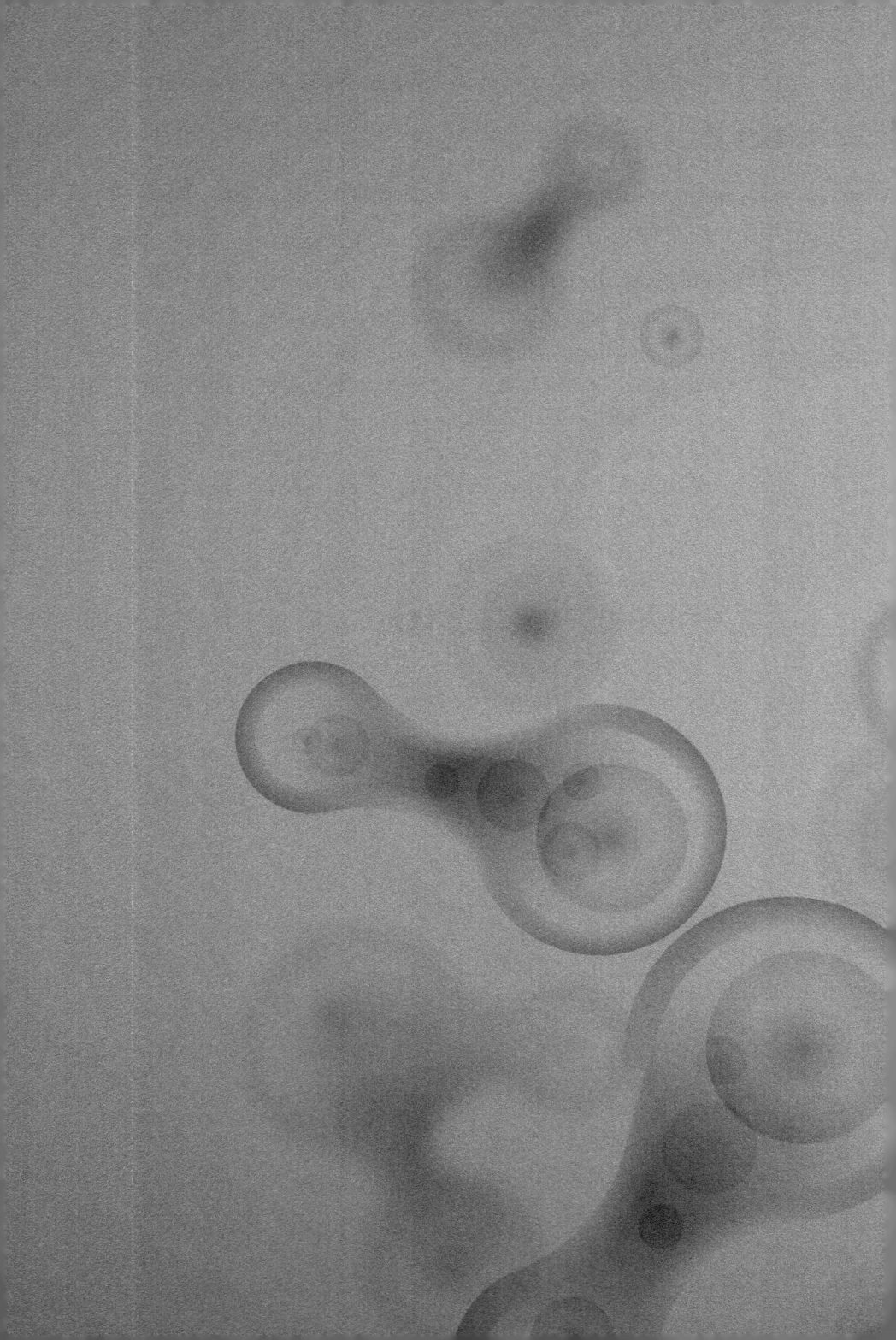

Capítulo 5
Contratualização de serviços prestados ao Sistema Único de Saúde (SUS)

Conteúdos do capítulo:

- Vantagens da contratualização com o Sistema Único de Saúde (SUS).
- Desvantagens da contratualização com o SUS.
- O papel dos hospitais universitários e filantrópicos no processo de contratualização com o SUS.

Após o estudo deste capítulo, você será capaz de:

1. identificar vantagens e desvantagens quanto à manutenção do convênio entre o SUS e um serviço de saúde de qualquer segmento (hospitais, clínicas, serviços de diagnósticos, laboratórios de análises clínicas e patologia etc.);
2. entender a importância e o papel dos hospitais universitários e filantrópicos no contexto e manutenção do seu convênio com o SUS;
3. identificar as melhores estratégias de gestão para que, mesmo com valores reduzidos de remuneração, um serviço conveniado com o SUS ainda assim busque meios para a sua viabilização.

Neste capítulo, serão abordados aspectos relacionados às formas de contratualização de serviços com o Sistema Único de Saúde (SUS), por meio dos diversos prestadores de serviços. O objetivo é demonstrar as vantagens e as desvantagens desse tipo de relação contratual para os prestadores de serviços e identificar as formas e circunstâncias em que ocorre a referida contratualização, além das melhores estratégias de gestão de contratos e convênios, uma vez firmados.

A contratualização de serviços entre as organizações privadas de caráter lucrativo ou filantrópico com o SUS, incluindo hospitais universitários (que normalmente mantêm essa sintonia estreita com o sistema), objetiva criar um vínculo formal com todos os elementos da gestão do sistema público de saúde, hospitais e demais serviços integrantes do SUS. Com isso, definem um conjunto de direitos e obrigações que se constituem aspectos norteadores do acordo, cuja finalidade, em última análise, é a prestação de serviços à população, que, como já vimos anteriormente, possui os direitos garantidos constitucionalmente.

Os diversos pontos conveniados devem atender aos princípios de um atendimento qualificado e, principalmente no caso dos hospitais, zelar pela manutenção de uma relação com o gestor público baseada nas diretrizes estabelecidas na Política Nacional de Atenção Hospitalar (PNHOSP). Essa forma de relação envolve o gestor municipal ou estadual do SUS e o representante legal de um hospital público ou privado. Após ampla discussão e análise, os dois identificam as possibilidades em termos de metas quantitativas e qualitativas que permitam o acesso à saúde pela população em várias frentes. Uma vez definidas as bases a serem conveniadas, tendo como frente o atendimento eletivo, emergencial e especializado, o instrumento legal é devidamente formalizado.

O referido instrumento legal pode ser constituído por um convênio ou um contrato de prestação de serviços. Pode ser ainda um termo de ajuste por meio do qual ambas as partes (gestor público e gestor privado) determinam o objeto do instrumento a ser firmado. São definidos ainda as formas e os processos mediante os quais os serviços serão acompanhados por autoridade pública. Além disso, são estabelecidas as cláusulas que regem essa relação, juntamente com os detalhes daquilo que está sendo avençado e legalmente firmado.

Faz parte integrante do instrumento legal um documento descritivo que detalha as metas qualitativas e quantitativas do objeto de contrato ou convênio firmado. O acompanhamento será feito por representantes do contratante, da contratada, dos usuários e outros.

A atual forma de contratualização data de 2004 e prevê programas voltados à reestruturação dos hospitais de ensino e hospitais filantrópicos. Isso porque grande parte dos hospitais privados que não se achava enquadrada nessas categorias rescindiu os contratos com o SUS e atende hoje somente a pacientes particulares ou do sistema suplementar de saúde.

As atuais formas para a contratualização com o SUS se baseiam no modelo implantado pelo Ministério da Saúde, que consiste no repasse de incentivos financeiros estabelecidos de acordo com a série histórica apresentada pelo hospital como reflexo de sua produção, bem como em conformidade com a disponibilidade orçamentária local para a cobertura do convênio firmado.

Esse sistema propicia aos hospitais conveniados repasses extras de recursos destinados a finalidades específicas por meio de portarias e emendas orçamentárias que eventualmente são negociadas entre as partes. Um elemento primordial para o convênio é a flexibilidade de ambas as partes no sentido de que estejam sempre abertas e disponíveis a novas negociações, haja vista a dinâmica de que se reveste o sistema.

5.1 Vantagens da contratualização com o SUS

De um lado, a contratualização dos hospitais com o SUS propicia melhor programação orçamentária e financeira, permitindo estabelecer os fluxos financeiros de maneira mais adequada. De igual modo, facilita o estabelecimento dos processos de avaliação e controles internos, bem como a regulação dos serviços ofertados em função da disponibilidade orçamentária. Com uma boa margem de controle realizada de forma rígida e uma gestão competente, permite fornecer os dados que tornam possível a análise das possibilidades para novos investimentos.

A contratualização pode se valer da eventual solicitação de recursos totais ou complementares para novos investimentos mediante estudo de viabilidade a ser apresentado ao SUS. Em uma escala de prioridade e dentro dos seus interesses, o SUS pode dar prosseguimento ao processo e eventualmente dispensar o atendimento necessário. Podemos citar como exemplos os mutirões de cirurgia de catarata, o procedimento de cirurgia bariátrica, a maior necessidade de leitos de terapia intensiva etc. O SUS disponibiliza recursos específicos para investimentos de caráter eventual, como cirurgias eletivas, independentemente das verbas mensalmente transferidas a título de reembolso pela prestação de serviços.

Novas formas de gestão que permitam melhorar a transparência na relação e o diálogo com o gestor local do SUS facilitam a sintonia e melhoram a qualidade de serviços percebida pelos usuários do sistema. No passado, essas relações se davam de maneira um tanto antagônica, pois a aparência que se tinha no trato com a autoridade pública era de que preteriam alguns prestadores de serviços em favor de outros. Havia também o cenário no qual prestadores de serviços não mantinham a devida transparência com o Poder Público, falhando no esclarecimento sobre a forma de atuar e de se relacionar com as autoridades no setor.

As auditorias realizadas pelo SUS, menos ostensivas que as do passado, também proporcionam atualmente uma relação bem mais amistosa com os prestadores de serviços. Desse modo, tornam os processos menos burocráticos e demonstram bom senso em casos de maior complexidade ou diante de dúvidas que necessitem ser dirimidas em determinadas situações.

As instituições, por sua vez, vêm se mostrando mais interessadas quanto à própria inserção na rede de serviços de saúde, especialmente quando isso não se restringe somente à prestação de serviços, mas também inclui a manutenção de um ambiente singular, como é o caso dos hospitais ligados a instituições de ensino. Esses estabelecimentos costumam responder à máxima de que a qualidade assistencial e de serviços deva ser de excelência, não obstante os baixos níveis de remuneração de seus procedimentos. Entretanto, a reciprocidade representada à qualidade de ensino acaba tendo fatores compensatórios, os quais também serão consequentemente percebidos pelos estudantes que habitualmente frequentam o ambiente de hospitais enquadrados nessas categorias.

O aspecto do ensino-aprendizagem na área da saúde acaba por ter um valor maior e até mesmo mais bem reconhecido pelos estudantes por conta do desenvolvimento de pesquisas e da contínua produção de conhecimento. Isso se deve ao fato de que, quando um novo paciente adentra o hospital, novas possibilidades de experiência são estimuladas tanto em médicos quanto em estudantes, proporcionando qualidade percebida também pelo paciente e seus familiares.

O estreitamento das relações com as autoridades sanitárias e seus dirigentes, gestores e técnicos possibilita o permanente conhecimento de fatos e a consequente possibilidade de questionamento e enfrentamento dos arranjos de poder institucional. Importante lembrarmos que a instituição deve sempre visar ao benefício que, por conseguinte, virá em favor da população assistida. Com o desenvolvimento de um clima organizacional propício, o corpo de colaboradores também se sente induzido a ter maior comprometimento e motivação em prol da melhor qualidade de serviços prestados. Isso consiste na consequência de um verdadeiro contrato interno definido pelos gestores e respectivos funcionários.

Mediante o comprometimento de todos – fruto de uma gestão realizada sempre com o espírito de melhor aproximação entre gestores e colaboradores –, os recursos são mais bem administrados. Uma utilização racional em toda a cadeia de suprimentos, representada pela boa aquisição e pelo consumo de materiais e medicamentos, será altamente sensível nos resultados finais. O binômio racionalização de gastos e qualidade de atendimento reflete diretamente nos atendimentos, propiciando reconhecimento e maior comprometimento de todos.

Não há dúvidas de que o fortalecimento das relações entre gestor público e prestadores de serviços constitui uma vantagem altamente significativa. Todavia, é preciso que o comportamento de ambos conspire a favor da melhoria sucessiva dessa sintonia para que isso efetivamente se concretize em termos práticos. O destaque maior tem sido percebido pelos hospitais que têm serviço de urgência e emergência e que, por isso, representam maior prioridade nas atenções do gestor local e são alvo das melhores atenções.

5.2 Desvantagens da contratualização com o SUS

A contratualização com o SUS já fez com que muitos hospitais e serviços congêneres fechassem totalmente com o órgão governamental, passando a atender 100% de sua clientela pelo convênio. Entretanto, há os que, Brasil afora, já rescindiram os contratos há muito tempo e outros tantos que vêm optando por esse caminho, passando a atender pacientes somente por convênios do sistema de saúde suplementar e uns poucos na categoria particular.

O problema principal está centrado efetivamente na questão da remuneração e na forma de gestão. Para alguns, trata-se de se adaptar a estratégias mais flexíveis e que permitam mudanças de rumo em função de inconstantes normas governamentais, estabelecendo novas regras e tornando-se por vezes até mais exigentes em seu contexto como um todo; para outros, o sistema de gestão mais rigidamente adotado não permite tais mudanças. Ou ainda, podemos afirmar que qualquer mudança estratégica é motivo de um trabalho de alta complexidade com a cultura interna da organização, visto que seus processos e sistemas assim foram adaptados ao longo do tempo.

Outro fator é a questão de retaguarda de suporte. Hospitais de ensino geralmente estão vinculados a uma instituição educacional que tem uma organização mantenedora em sua retaguarda e que fornece os meios de sustentação em contexto mais críticos. Os hospitais filantrópicos e os hospitais-escola ligados a entidades universitárias não dependem assim de forma tão rígida do fluxo de caixa derivado do atendimento de suas especialidades, pois isso é totalmente suprido pelo atendimento ao SUS.

O hospital, além de uma unidade de negócios de determinado grupo, também é considerado o laboratório de treinamento para um expressivo número de acadêmicos que anualmente por lá circulam. Estamos nos referindo tanto aos de medicina, por excelência, quanto aos de outros cursos da área da saúde que necessitam de experiências de caráter prático no ambiente real no qual um dia irão atuar como profissionais.

> Tive a oportunidade de vivenciar uma experiência dessa natureza por vários anos e posso afirmar que inúmeras vezes debateu-se a ideia de rescindir o convênio estabelecido com o SUS. Entretanto, se por um lado a manutenção do convênio pode significar uma desvantagem, indicada por fluxos de caixa incertos e instáveis tanto em relação às datas de pagamento quanto aos valores pagos; por outro, o giro de pacientes proporciona experiências bastante interessantes que fomentam o estudo e a pesquisa em um hospital de cunho universitário.

O grande elemento de ordem estratégica nesse caso está ligado à gestão. Se um hospital dessa natureza for bem administrado, principalmente com foco na racionalização de gastos e com uma estrutura de controle e monitoramento contínuo de suas atividades, existe a possibilidade de sua viabilização, ainda que a duras penas. No entanto, a instituição hospitalar necessita de aportes periódicos não somente visando ao custeio, mas também à manutenção de uma estrutura de apoio a novos investimentos em equipamentos. Manutenção preventiva e corretiva são vitais ao funcionamento da atividade como um todo.

A grande desvantagem da manutenção do contrato com o SUS é exatamente o ponto em que os valores de remuneração dos serviços são restritos. Na maioria das vezes, nem mesmo geram sobras necessárias para os investimentos prioritários, os quais não podem ser postergados. Devido a essa equação de difícil fechamento é que vemos hospitais sucateados na sua estrutura física e em equipamentos e instalações específicas, gerando falta de funcionamento do aparato de Unidades de Terapia Intensiva (UTI) ou de centros cirúrgicos e obstétricos. Tais situações obrigam o hospital a limitar os atendimentos, o que é facilmente percebido pela população, em especial a mais carente, que demanda os serviços e não recebe a digna atenção a que tem direito.

Os baixos níveis de remuneração causam problemas sérios também quanto à manutenção do corpo clínico. Os profissionais costumam comparar os valores pagos pelo sistema de saúde suplementar e pelo sistema público, desmotivando-se com facilidade a dar continuidade aos atendimentos pelo SUS. Fatores dessa natureza já fizeram com que a grande maioria de hospitais privados no Brasil se descredenciasse do sistema.

Dessa forma, essa assistência no âmbito hospitalar permanece tão somente nos hospitais próprios do SUS, nos filantrópicos, nos hospitais-escola e nas Santas Casas. Todos eles, apesar das desvantagens que aqui analisamos mais detalhadamente, ainda buscam meios e estratégias para manter as atividades, embora alguns já se encontrem incapazes de oferecer atendimentos mais especializados e outros praticamente em estado de insolvência e em vias de cerrar as portas devido à absoluta falta de condições de manutenção de sua estrutura.

Em Curitiba, um hospital – omitimos o nome por questões éticas – resolveu recentemente, por decisão de sua mantenedora, encerrar suas atividades. Ele promoveu o leilão de seu patrimônio e deixou, após vários anos de empenho, de prestar atendimento à população até então assistida em sua maioria quase absoluta pelo SUS.

Um documento bastante importante que vale a pena ser estudado e analisado por todos é *Análise do processo de contratualização dos hospitais de ensino e filantrópicos no SUS* (Brasil, 2010b). Ele faz uma avaliação bastante importante sobre as questões que caracterizam vantagens e desvantagens no atendimento pelo sistema SUS e atualiza vários fatos que servem para a formação de nosso juízo de valor a respeito.

O documento é fruto de várias discussões acerca das formas de contratualização pelo SUS. O foco dos estudos está especialmente nos hospitais filantrópicos e hospitais-escola, os quais, somados às Santas Casas, têm sido os grandes parceiros do SUS ao longo da história. O mencionado documento expõe análises bastante importantes e consistentes, tendo como base a excelência representada pela maioria dos hospitais participantes da pesquisa. O fato reveste-se de importância notória, posto que esses estabelecimentos desenvolvem importante trabalho não somente no campo assistencial, mas sobretudo no terreno da pesquisa. Este último já produziu inúmeras contribuições à ciência e, principalmente, ao próprio ser humano por meio de suas importantes descobertas.

Os hospitais enquadrados nessa categoria de fato são bastante representativos para a comunidade e para o próprio SUS. Isso porque oferecem uma gama bastante variada de serviços de alta complexidade e porque têm mais flexibilidade que outros estabelecimentos nas modalidades de contratualização. No entanto, os hospitais enfrentam talvez o momento mais difícil de sua trajetória, de tal modo que alguns não suportaram os reveses financeiros impostos pela atual crise e a ela já sucumbiram. De forma cada vez mais sucessiva, são imensos os obstáculos e desafiadoras as necessidades de adoção de novas estratégias.

A inflação nos preços dos medicamentos e nos materiais de consumo hospitalar impõe mudanças constantes nos processos internos e na forma de gestão. Em contrapartida, as tabelas mantidas pelo SUS não vêm sofrendo o necessário reajuste que se contraponha aos aumentos nos custos hospitalares. Somente com muita criatividade e capacidade de inovação estratégica é que a grande maioria dessas organizações sobrevive.

Porém, se esses hospitais não forem alvo de uma atenção mais estreita, principalmente na melhoria da sua capacidade de novos investimentos – não somente nas áreas assistencial e educacional, mas também na da pesquisa –, a população é a que claramente mais se ressentirá da falta de um atendimento mais adequado, como de fato já vem acontecendo – reflexo das atenções dispensadas pelo sistema e da forma como vêm sendo tratada.

Desse modo, a legislação, em especial a aplicada a esse tipo de instituição, deve sofrer mudanças contundentes e substanciais nos próximos tempos. Isso deve ser considerado para que a sobrevivência desses hospitais seja garantida para as próximas gerações e para a tranquilidade da própria população, altamente dependente dos serviços prestados por essas organizações.

A situação de contratualização é complexa e enfrenta inúmeros desafios que conferem desvantagens muito questionáveis e que já vêm sendo objeto de debates intermináveis nos âmbitos local, estadual e federal. Todas as vezes que o Ministério da Saúde é representado em eventos com a presença do respectivo ministro, este mostra dados estatísticos surpreendentes, valores repassados à área da saúde em extensão que não correspondem à realidade, transmitindo todo um otimismo que na prática acaba de fato não se concretizando.

Sabemos que a situação é complexa também pelo lado do referido ministério, o qual enfrenta sérios problemas de gestão e de disponibilidade de recursos. O ministério enfrenta desafios principalmente nos hospitais públicos, que são os maiores contemplados com treinamento e desenvolvimento, mas que não oferecem respostas concretas da aplicação dos recursos públicos. Vale ressaltar que esses hospitais são os mais favorecidos em termos de recursos, porém são os que mais se ressentem da falta de uma gestão mais competente para geri-los.

A gestão de hospitais vem se tornando a cada dia um desafio constante. Os estabelecimentos dedicados ao ensino precisam buscar, acima de tudo, o comprometimento de médicos e colaboradores em todos os aspectos, sob a perspectiva de que sua continuidade seja garantida em prol da própria população.

Os desafios são inadiáveis. Os hospitais são órgãos ligados sensivelmente à comunidade que deles depende. Assim, sua manutenção e a própria sobrevivência não se constituem interesse meramente organizacional. Trata-se de algo que depende também da própria mobilização popular com as autoridades responsáveis. A reestruturação dos hospitais de ensino passa também pelo comprometimento do corpo clínico e do corpo funcional por excelência.

A legislação enfrenta um sério problema quando permite que os profissionais exerçam suas atividades de forma múltipla e, por vezes, até mesmo onipresente em várias unidades hospitalares. Também não se pode condená-los, haja vista que a remuneração por vezes beira o irrisório, mesmo após vários anos de investimento em sua formação e – no caso de uma grande maioria – de tanta dedicação à profissão.

Outro problema o qual não se pode negligenciar de forma alguma é a desumanização do ambiente hospitalar. Ele já foi objeto de legislação estabelecida pelo Ministério da Saúde, com a criação de programas de educação continuada voltados permanentemente ao objetivo de humanizar o ambiente hospitalar, mas não tiveram sua continuidade efetivamente garantida.

O atual modelo de gestão hospitalar e demais serviços de saúde exige melhoria constante e merece prioridade em nossa sociedade. Por isso, gestores e colaboradores das instituições gestoras de saúde e das operadoras do sistema de saúde suplementar vêm demonstrando preocupação cada vez maior pela busca mais acentuada da sua melhoria. Isso porque boa parte dos serviços ainda é realizado por profissionais com baixa qualificação.

A ênfase, no entanto, tem sido cada vez maior por parte das operadoras de saúde, em detrimento do sistema público. Este alega falta de verbas para treinamento e desenvolvimento e, por isso, acaba negligenciando principalmente o quesito humanização do atendimento – algo indispensável e cada vez mais exigido pela população.

5.3 O papel dos hospitais universitários no processo de contratualização com o SUS

O papel representado pelos hospitais universitários no contexto da assistência à saúde no país é de capital importância não somente em relação ao serviço que prestam à população, que é de singular qualidade na grande maioria dos casos, mas também para o desenvolvimento do ensino e da pesquisa na área da saúde.

Além disso, não se pode descartar os aspectos práticos representados pela atuação desses hospitais nas iniciativas da comunidade local. Eles participam de convênios especiais firmados com a municipalidade e com o estado para firmados a gestão de unidades especializadas, serviços de diagnóstico e mutirões de tratamento específicos, os quais servem à agilização do atendimento da população.

A descoberta de medicamentos mais eficazes depende, em grande parte, da contribuição de profissionais que atuam em hospitais universitários e de seu incansável trabalho devotado à pesquisa. Veja os recentes casos de dengue e febre amarela, cujas contenções de surtos tiveram na pesquisa de profissionais abnegados um papel de fundamental importância para a população. Vale ressaltar que esse tipo de pesquisa é geralmente realizado pelos hospitais universitários, que em muito – e há bastante tempo – vêm se dedicando a essa indispensável tarefa à saúde da população.

Os hospitais inseridos nessa categoria são os responsáveis pela formação de uma geração de profissionais que, no futuro, dispensará cuidados às pessoas de maneira cada vez mais relevante. Por essa razão, a forma de contratualização realizada pelo SUS com esses hospitais, bem como o tratamento a ser dispensado pelo próprio Ministério da Saúde, devem buscar cada vez mais fatores de diferenciação no trato dessas organizações.

Há algum tempo, esses hospitais recebiam um percentual aplicado diretamente sobre o seu faturamento, denominado *Índice de Variação Hospitalar* (IVH), desde que comprovada atuação distinta em determinadas áreas assistenciais. Tal percentual era atribuído a hospitais que, naquela época, investiam em terapias diferenciadas e em equipamentos de ponta, como aparelhos para estudo hemodinâmico voltados ao tratamento cardiológico. Esses hospitais também foram os pioneiros na realização de cirurgias cardíacas e terapias especializadas no tratamento oncológico.

Com o passar do tempo, os percentuais de diferenciação na remuneração dos procedimentos foram incorporados às tabelas de remuneração por procedimento. Assim, os referidos estabelecimentos foram sendo nivelados por baixo e os benefícios, transferidos de igual maneira aos hospitais considerados de caráter geral e que não realizam procedimentos similares. No entanto, em nada se distinguiam desses hospitais considerados de referência.

Houve várias tentativas para se manterem os percentuais, porém sem qualquer sucesso. A situação permaneceu assim inalterada, e muitos desses estabelecimentos deixaram de atuar nos segmentos mais especializados por absoluta falta de estímulo, originando baixa capacidade de novos investimentos. A absoluta redução nas tabelas de remuneração, motivada por mudanças nas normas vigentes e na própria legislação, que deixou de contemplar trabalhos especializados de atuação diferenciada, contribuiu para isso.

Apesar de todos os problemas vivenciados em várias fases por esses estabelecimentos, o SUS tem nessa categoria de hospitais os maiores parceiros. Isso a despeito de que ainda não haja tal consciência da parte de muitos dos dirigentes do sistema público, mesmo no nível local, representado pelas Secretarias Municipais de Saúde. Contudo, nessas secretarias, os contatos são mantidos com maior proximidade e os dirigentes certamente têm maior consciência sobre o grau de representatividade de tais organizações.

A qualidade é a marca registrada dos hospitais universitários, desde que disponham dos recursos necessários, o que há bastante tempo vem minguando na área da saúde em razão de orçamentos baixos. Isso é um fato sensível, mesmo porque as universidades às quais se acham vinculados esses hospitais são extremamente exigentes, não apenas no caráter assistencial – em que programas de humanização e qualidade total são desenvolvidos de forma efetiva –, mas dentro da máxima voltada ao ensino de qualidade que é fiscalizado pelo Ministério da Educação.

A gestão normalmente é realizada por *experts*, os quais se associam a uma direção técnica representada por médicos com formação não somente em sua área específica, mas também em gestão e visão estratégica. Um corpo de enfermagem altamente qualificado e um conjunto de profissionais, como fisioterapeutas, psicólogos, fonoaudiólogos, assistentes sociais, nutricionistas, terapeutas ocupacionais e outros, formam as denominadas *equipes multidisciplinares*, que continuamente unem esforços na produção de uma assistência de qualidade reconhecida e voltada à melhor atenção ao paciente e à humanização do tratamento.

Hospitais dessa natureza constituem-se em uma estratégia das mais importantes ao sistema de saúde e que contribuem sensivelmente para o desenvolvimento de ações com o SUS. Eles se tornaram laboratórios para várias iniciativas inovadoras e bem-sucedidas que partiram inicialmente do SUS em conjunto com os dirigentes dessas instituições. Esse tipo de contratualização, mediante diferenciais de destaque e qualidade, pode acarretar visibilidade por parte da população em relação ao grau de importância representado pelo sistema.

5.3.1 Exemplos de contratualização em Curitiba

Um fato marcante e de relevância capital à população e ao sistema de saúde de Curitiba foram as primeiras unidades de saúde de atendimento de medicina da família. Elas foram instaladas juntamente com a criação do programa de residência médica dentro dessa especialidade, o que não seria possível sem a parceria de um hospital universitário. A contratualização se deu com os Ministérios da Saúde e da Educação para a criação do programa de residência médica em medicina da família. De igual maneira, o programa de assistência das unidades de saúde especializadas na área foi instalado tendo à frente profissionais com espírito ímpar de engajamento e que puderam, assim, participar ativamente de ações na comunidade.

As unidades representavam uma ótima referência para as famílias da periferia da Grande Curitiba, onde a população era amplamente assistida com programas e protocolos médicos similares à medicina de primeiro mundo. Pacientes e famílias devidamente cadastrados recebiam visitas periódicas de médicos e enfermeiros. A ênfase da iniciativa era seguir mais detalhadamente a situação de pacientes com diabetes e hipertensão arterial, bem como portadores de cardiopatias e outras doenças que mereciam cuidado especial.

Os pacientes atendidos recebiam também acompanhamento de uma equipe multidisciplinar, que estava ligada à unidade de saúde e que prestava o melhor apoio. Visitas eram realizadas com apoio da unidade de origem e, quando necessário, os pacientes recebiam atenção por meio da retaguarda da estrutura do hospital universitário ao qual o programa estava vinculado.

Essa foi inegavelmente uma experiência inédita que, além de contribuir enorme e sensivelmente com a população assistida, oferecendo segurança e bem-estar, trouxe inúmeros benefícios à formação dos profissionais residentes. Estes se tornaram especialistas em diversas áreas ligadas à clínica médica mais abrangente e contempladas em um contexto assistencial de singular referência e qualidade.

O convênio foi mantido por um bom espaço de tempo com o município e alcançou resultados marcantes. Várias experiências descritas e que fizeram parte de uma pesquisa que serviu de base para estudos bastante consistentes na área da saúde da família trouxeram um novo alento e motivação para um considerável grupo de estudantes de medicina e de outras áreas que integravam as equipes multidisciplinares atuantes no programa.

Destaque-se ainda o fato de que a iniciativa contribuiu em muito no desenvolvimento do senso de humanidade dos profissionais que nela se envolveram, trazendo uma experiência inusitada representada principalmente pelo contato continuado com pacientes de baixa renda da periferia da cidade. Estes, até então, não tinham acesso frequente a uma assistência de saúde que oferecesse tal nível de qualidade. Além de tudo, o programa aparesentava um alcance social da mais alta relevância, uma vez que quatro unidades com essa finalidade foram instaladas à época.

Outra iniciativa que surgiu também como fruto dessas tratativas e aproximações mantidas com o gestor local da saúde foi a criação das unidades de atendimento em especialidades médicas de várias áreas. Como esse gestor não tinha as condições próprias para a criação de serviços específicos dessa natureza na ocasião, a alternativa foi firmar convênio com hospitais universitários para que estes participassem de forma conjunta da gestão das unidades mediante a cessão de especialistas em oftalmologia, gineco-obstetrícia, endocrinologia, dermatologia, cardiologia clínica, entre outras.

O processo de contratualização, sob a retaguarda e a responsabilidade dos hospitais universitários, possibilitou a contratação e a supervisão de profissionais dentro das várias especialidades médicas e com o necessário perfil para essas unidades. A gestão pública, por sua vez, incumbiu-se da construção da área física e da disponibilização de colaboradores em nível de auxiliares para o setor administrativo. Concluída a infraestrutura necessária e contratados os especialistas, as unidades foram inauguradas e a atuação dos profissionais representou um grande alívio ao atendimento da população carente, motivando até mesmo a instalação de outras unidades até hoje existentes e atuantes.

Felizmente no Brasil existe uma simbiose bastante significativa entre o Ministério da Saúde e os hospitais universitários, quer no estabelecimento de contratos para determinados serviços de caráter temporário ou permanente, quer na manutenção de convênios de longa duração, tanto por meio de hospitais vinculados ao ensino das universidades federais quanto de instituições particulares. São contemplados por essas iniciativas hospitais de modo geral que têm por objetivos o ensino, a pesquisa e as atividades de extensão. São escolhidos também os que, mediante os cursos da área médica e da saúde oferecidos, mantêm estrutura própria ou conveniada com vistas às atividades práticas dos estudantes.

5.3.2 As universidades, os hospitais e a gestão de pessoal

Os cursos possibilitam importante alavancagem na área de pesquisa clínica e biomédica. Igualmente contribuem significativamente na formação dos profissionais da saúde do futuro por meio tanto da graduação quanto da pós-graduação nos níveis *lato sensu* e *stricto sensu*, ou seja, cursos de especialização, de mestrado e doutorado. Isso explica a importância das parcerias mantidas entre essas instituições e a iniciativa pública no sentido de oferecer a melhor formação e vivência de todos na área. Isso acontece na medida em que estudantes e profissionais mantêm um contato bastante estreito com a comunidade, vivenciando desde cedo os problemas e dificuldades dela.

No caso dos hospitais federais, a vinculação se dá diretamente com os Ministérios da Saúde e da Educação. Sem dúvida, para esses estabelecimentos, isso representa uma grande vantagem: de um lado, recebem os benefícios da área de ensino grandemente comprometida com eles; de outro, podem desenvolver pesquisa de altíssimo nível por meio da sua atuação com os pacientes e suas comunidades, em atividades de campo que trazem sensível contribuição ao armazenamento contínuo de dados sobre a saúde da população.

Conforme dispõe a Lei n. 8.080, de 19 de setembro de 1990 (Brasil, 1990a) – chamada de *Lei Orgânica da Saúde* –, esses hospitais foram inseridos na rede pública de saúde e sua remuneração passou a ser realizada diretamente pelo Ministério da Saúde, conforme previsto no art. 45 da referida lei, que transcrevemos a seguir:

> *Art. 45. Os serviços de saúde dos hospitais universitários e de ensino integram-se ao Sistema Único de Saúde (SUS), mediante convênio, preservada a sua autonomia administrativa, em relação ao patrimônio, aos recursos humanos e financeiros, ensino, pesquisa e extensão nos limites conferidos pelas instituições a que estejam vinculados.* (Brasil, 1990a)

Segundo dados do portal do Ministério da Educação a propósito dos hospitais universitários:

> *Os hospitais universitários são centros de formação de recursos humanos e de desenvolvimento de tecnologia para a área de saúde. A efetiva prestação de serviços à população possibilita o aprimoramento constante do atendimento e a elaboração de protocolos técnicos para as diversas patologias. Isso garante melhores padrões de eficiência, à disposição da rede do Sistema Único de Saúde (SUS). Além disso, os programas de educação continuada oferecem oportunidade de atualização técnica aos profissionais de todo o sistema de saúde. Os hospitais universitários apresentam grande heterogeneidade quanto à sua capacidade instalada, incorporação tecnológica e abrangência no atendimento. Todos desempenham papel de destaque na comunidade onde estão inseridos.* (Brasil, 2019)

Nesse caso, também a contratualização é de grande importância, basta observarmos a criação da pactuação de metas estabelecidas dentro de critérios quantitativos e qualitativos com o governo federal e o governo estadual. Trata-se da prestação de serviços à população assistida, independentemente de cumprir sua finalidade principal – vinculada ao ensino e à pesquisa –, em que a presença e a atuação de hospitais universitários, Santas Casas e hospitais filantrópicos contribuem sobremaneira com os programas estabelecidos pelo Ministério da Saúde.

Não obstante o apoio dos hospitais universitários em todo o Brasil, na maioria dos casos, sua capacidade instalada é subutilizada. Devemos considerar principalmente o atendimento de alta complexidade ali oferecido, o que implica o uso de equipamentos sofisticados e bastante dispendiosos. Algumas vezes, estes são relegados a um segundo plano – há casos em que permanecem encaixotados em corredores e abandonados por absoluta falta de uso ou de manutenção, condenados assim ao inevitável sucateamento. Isso ocorre em especial, ressalte-se, nos hospitais públicos.

Todo esse intrincado problema de gestão de ordem conjuntural provoca, na maioria das vezes, o fechamento de leitos. Isso se dá porque tais hospitais não têm em sua estrutura condições de pessoal especializado para operar os mencionados equipamentos, o que inviabiliza a oferta de leitos hospitalares à população, prejudicando sensivelmente a área de diagnóstico.

Como a contratação de mão de obra terceirizada em hospitais públicos é considerada ilegal pelo Tribunal de Contas da União (TCU), a capacidade de atendimento passa a ser desprezada e a diminuição do número de leitos é uma consequência inevitável. De igual modo, a restrição das verbas orçamentárias do governo federal tem limitado a realização de concursos federais a fim de captar profissionais para quadro próprio. Isso iria operacionalizar as áreas mais especializadas e ativaria leitos ociosos. Em se tratando de estabelecimentos públicos, o reflexo acaba diretamente na população de baixa renda, a qual depende diretamente de hospitais dessa natureza.

Como consequência, verificamos a postergação de procedimentos de média e alta complexidades. Vemos o retardamento do agendamento de exames que demandam equipamentos dependentes de manutenção e que, muitas vezes, já se acham sucateados, enquanto os novos não são sequer colocados em uso. Dessa forma, percebemos também que a gestão pública infelizmente é realizada por uma máquina complexa e que demanda maior agilização; ela permanece extremamente limitada pela falta de recursos a serem alocados de maneira adequada, o que nem sempre reflete a falta de meios financeiros, mas sim a absoluta deficiência nos sistemas de gestão.

Outro fator que vale destacar é a contínua diminuição nos quadros de pessoal provocada pela aposentadoria precoce e favorecida pela atual legislação previdenciária. Em contrapartida, as lacunas de pessoal não são preenchidas em tempo hábil devido às restrições da máquina governamental, que limita a realização mais frequente de concursos e contratações. Pensemos no quadro remanescente e nas suas respectivas condições de trabalho. Na sequência, reflitamos sobre a grande complexidade em se fazer gestão de pessoas diante de um grupo limitado de profissionais e em processo de pré-aposentadoria.

Há ainda o fato de que instituições federais, por sua conta e ordem, criaram um problema que se reveste de maior gravidade ainda. Tratam-se das contratações temporárias sem concurso, ocorrência que certamente representará complexas dificuldades de ordem trabalhista no futuro. Além disso, algumas dessas instituições permitiram a criação de fundações com as quais mantêm relações contratuais nem sempre regulamentadas pelos órgãos governamentais. Elas vêm sendo objeto de embates, com ameaças de demissão em massa e reajustes salariais totalmente inexpressivos, aquém daqueles concedidos aos concursados.

O processo jurídico das contratualizações em hospitais universitários pertencentes ao Poder Público federal ou estadual reveste-se de grande complexidade. Isso se explica pelas variações apresentadas num contexto no qual a falta absoluta de uma gestão mais adequada provoca sérios problemas no cotidiano e consequências que acabarão por se transformar em algo totalmente inadministrável no futuro.

Ademais, observemos a diversidade e a multiplicidade de formas contratuais dos diferentes tipos de vínculos trabalhistas aqui focados, o que acarreta dificuldades no panorama diário de gestão de pessoas à estrutura de um hospital dessa natureza: relações sindicais complicadas; sistemas de remuneração divergentes uns dos outros; cargas horárias diversas. Essa variedade proporciona desigualdade ímpar no ambiente organizacional, criando pouca ou nenhuma possibilidade de um clima favorável de trabalho entre os participantes das equipes e atividades que se desenvolvem. Quando se fala em motivação de pessoas num ambiente com essas características, isso acaba não encontrando absolutamente qualquer eco no clima institucional.

A grande esperança reside, hoje, na legislação trabalhista recentemente aprovada. Ela representa um alento à regularização de tais situações mediante novas modalidades adaptáveis às relações contratuais. Os próprios órgãos de controle que estão acima do sistema têm manifestado tal preocupação, como é o caso do TCU e da Controladoria Geral da União (CGU). Os esforços vão no sentido de que, por intermédio de novas formas de orçamentação e pela gestão integrada entre Ministério da Saúde e Ministério da Educação – aliadas a vários pontos passíveis de adaptação estabelecidos na legislação trabalhista em vigor –, possam ser encontradas novas modalidades e formas de regulamentação dessa caótica situação.

Outro aspecto que merece ser destacado em relação aos problemas de contratualização do SUS com os hospitais universitários é a necessidade da normatização de uma forma de avaliação de desempenho. Espera-se que esta seja definida com uma nova metodologia de trabalho para a garantia da melhoria dos serviços prestados pelos hospitais.

De um lado, vemos hospitais muito bem administrados e que se preocupam com programas de qualidade e humanização; de outro, observamos o descaso na gestão de outros estabelecimentos, em que a preocupação é a mera manutenção de um corpo clínico que esteja numericamente compatível, porém sem qualquer atenção às questões qualitativas. Aí percebemos que a gestão lamentavelmente alimenta apenas interesses próprios. Isso também se aplica a equipes multidisciplinares insatisfeitas e mal remuneradas, além de dar continuidade a uma rotina que mantém uma assistência digna de terceiro mundo. Apesar de tudo, sabemos que o país tem tudo para se tornar referência na assistência médico-hospitalar.

Em 2009, por ocasião de reunião realizada pela Associação Brasileira dos Hospitais Universitários e de Ensino (ABRAHUE), o então secretário-executivo do Conselho Nacional de Secretários Estaduais de Saúde (Conass), Jurandi Frutuoso, assim se expressou:

> *O exemplo está no Pacto pela Saúde em suas três dimensões. O SUS somos nós. São os Hospitais Filantrópicos, os Hospitais Universitários e toda a rede de unidades de saúde espalhada pelo Brasil afora. É o Ministério da Educação que está aqui nos auxiliando a formar pessoas com o perfil adequado ao Sistema Único de Saúde. É preciso reforçar os mecanismos de contratualização no SUS, com ênfase na definição de objetivos e metas que tenham interface direta com a busca de eficiência na prestação de serviços de saúde à população brasileira.* (Brasil, 2010b, p. 10)

A forma de remuneração também foi debatida no encontro e continua sendo objeto de várias discussões em todos os eventos dessa natureza atualmente. O SUS requer uma revisão urgente e precisa, em seu sistema, de remuneração nos serviços médicos e hospitalares, visto que a forma como a assistência é reembolsada – por meio de pagamentos sobre procedimentos realizados – nivela tudo por baixo.

Desde que esse tipo de remuneração foi instituído, os procedimentos progrediram, aperfeiçoaram-se os medicamentos e o sistema como um todo tornou-se mais oneroso aos médicos e hospitais, visto que a ciência médica evolui todos os dias para o bem da humanidade. E, infelizmente, ainda na atualidade poucas e inexpressivas mudanças nos valores pagos pelos procedimentos foram incorporadas nas tabelas de remuneração do SUS levando-se em conta esse cenário.

Os hospitais universitários, em especial os ligados às universidades particulares, continuam amargando pesados investimentos em sua infraestrutura, com custos operacionais elevados em prol da adequação da qualidade assistencial. Esta se baseia na alta complexidade dos procedimentos, em medicamentos de ponta, na manutenção de pessoal mediante quadros adequados, qualitativa e quantitativamente falando, em programas de qualidade e humanização. Tudo isso em prejuízo de uma remuneração que não condiz com a realidade e a necessidade real. Por essa razão, muitos estão revendo seus sistemas de contratos e convênios mantidos com o SUS e buscando novas alternativas fora e até mesmo rompendo seus contratos. Isso já ocorreu com um número expressivo de estabelecimentos que no passado representavam uma força de atendimento das mais expressivas em todo o país.

5.3.3 A Empresa Brasileira de Serviços Hospitalares (Ebserh) e o Incentivo de Qualificação da Gestão Hospitalar (IGH)

Ainda dentro das formas de contratos e convênios mantidos com o SUS, vale mencionar a criação da Empresa Brasileira de Serviços Hospitalares (Ebserh), por meio da Lei n. 12.550, de 15 de dezembro de 2011 (Brasil, 2011). Trata-se de um ente estatal, pessoa jurídica de direito privado e sem fins lucrativos, que tem o objetivo de firmar contratos com a finalidade de execução de serviços públicos de saúde em instituições de caráter estatal ou público (Brasil, 2011).

São muitas as críticas a respeito, as quais fazem alusão de que isso seria uma forma de privatização velada criada pelo governo federal. Isso se explica porque, em alguns casos, a gestão dessa empresa em determinados organismos públicos de saúde tem sido realizada à maneira das entidades privadas. Entretanto, na interpretação de técnicos do governo, de acordo Gomes et al. (2014), a Ebserh é uma organização de caráter estatal e que integra a administração indireta do governo, o que descaracteriza as considerações a respeito de uma privatização tecnicamente falando, uma vez que o caráter de serviço público continua existindo nos hospitais em que a empresa se insere para realizar a gestão juntamente com o Poder Público. Outro aspecto polêmico é, sem dúvida, a flexibilização encontrada nessa figura jurídica, o que a difere das demais empresas públicas, referindo-se os críticos a uma organização que possui de certa forma em seu bojo um caráter empresarial ligado ao Estado.

A Ebserh, no entanto, apresenta o mesmo problema em relação às contratações de pessoal que as fundações, as quais se constituem não raro em objeto de polêmicas ao longo da história.

Ela guarda características semelhantes por tratar-se também de um ente público e que, apesar do aparente caráter de direito privado, está inserida num ambiente típico de gestão do setor público no qual os funcionários gozam de relativa imunidade disciplinar, visto o aspecto de estabilidade funcional da qual desfrutam.

Essa não é a forma mais adequada de gestão quando eventuais mudanças necessitam ser processadas, como remanejamentos, mudanças de função ou de setor etc., o que, na iniciativa privada, é bastante comum. Quando se trata da formação de equipes multidisciplinares, por exemplo, esse é um elemento que causa controvérsias. Indivíduos, por vezes, não se enquadram num trabalho de equipe ou não se sujeitam facilmente a normas disciplinares; o que acaba fazendo com que não agreguem os elementos necessários à boa harmonia do ambiente, com prejuízos consequentes ao clima organizacional.

O sistema vigente de contratualização do SUS está baseado na Portaria n. 142, de 27 de janeiro de 2014 (Brasil, 2014a), a qual institui, no âmbito do SUS, o IGH, de que trata a Portaria n. 3.410, de 30 de dezembro de 2013, que "Estabelece as diretrizes para a contratualização de hospitais no âmbito do Sistema Único de Saúde (SUS) em consonância com a Política Nacional de Atenção Hospitalar (PNHOSP)" (Brasil, 2014b).

Alguns aspectos relevantes da referida portaria são passíveis de análise e podem representar elementos importantes de incremento à melhoria de gestão dos hospitais. O documento estabelece como premissa um mínimo de 30 a 50 leitos operacionais para os hospitais que estejam devidamente cadastrados no Sistema Nacional de Estabelecimentos de Saúde, reconhecidamente como hospitais de ensino ou não. Esses leitos devem apresentar 30% de ocupação de pacientes do SUS. Hospitais enquadrados nessas categorias passam a ter sua contratualização revista recebendo o IGH, valor baseado em um conjunto de critérios que devem cumpridos em conformidade com a portaria para que possam ser contemplados.

"O valor do IGH corresponderá, no mínimo, a 50% (cinquenta por cento) da série histórica de referência da produção total da Média Complexidade Ambulatorial e Hospitalar do hospital contratualizado" (Brasil, 2014a), desde que tenha cumprido os termos da Portaria n. 142/2014[1].

Uma vez pleiteado o enquadramento para o recebimento do referido benefício, o hospital deve comprovar que, de fato, possui certificação na categoria de ensino, encaminhando um pedido formal ao gestor local – Secretaria Municipal de Saúde. A secretaria, após análise e auditoria, repassa a solicitação aos setores respectivos do Ministério da Saúde para que a solicitação seja examinada e possivelmente deferida.

O importante é que ambos os lados – gestor do sistema e hospital conveniado – cumpram adequadamente os requerimentos pertinentes e constantes do instrumento combinado. O objetivo é haver continuidade da concessão dos benefícios e o cumprimento dos pontos das obrigações atribuídas no referido documento, sob risco de supressão dos benefícios no futuro. Vale ressaltar que isso já ocorreu a muitos estabelecimentos hospitalares.

Síntese

A contratualização e a prestação de serviços pelo SUS realmente é objeto de um capítulo especial em nosso livro, dada a complexidade de que se revestem tanto a construção dos elementos que

---

[1] A referida portaria é um documento de consulta essencial e pode ser avaliada e verificada nas indicações bibliográficas desta obra para melhor análise a respeito.

compõem o ato contratual quanto a gestão propriamente dita de todos os aspectos firmados no documento. Se verificarmos as organizações da saúde, tanto clínicas especializadas como hospitais, todos têm muita dificuldade na gestão dos serviços do SUS, dado o grau de complexidade que envolve as várias relações estabelecidas. De um lado temos o gestor local, ou seja, as secretarias de saúde, as quais tendem a estabelecer fatores complicadores, deixando as relações contratuais bastante complexas. Do outro, temos o usuário, que vem se tornando cada vez mais exigente e que não reconhece, no mais das vezes, o esforço desenvolvido pelo prestador de serviços, tornando-se insatisfeito por detalhes mínimos.

Questões para revisão

1. Os mutirões de serviços estabelecidos por meio de convênios especiais entre hospitais especializados e o SUS representam:
   a) um grande prejuízo aos hospitais.
   b) altíssima lucratividade para os hospitais.
   c) uma forma de receita extra que permite sua concentração em determinadas áreas de necessidades de investimentos dos hospitais.
   d) uma prática nada salutar à gestão dos hospitais.
   e) uma prática de resultado irrelevante para o hospital que habitualmente já atende pelo SUS.

2. Para o SUS, os hospitais filantrópicos:
   a) apresentam alto grau de representatividade, visto a parceria que realizam nos vários programas conjuntos de assistência estabelecidos mutuamente.
   b) não apresentam qualquer grau de representatividade, pois, devido ao seu polo de atração de clientes, limitam demasiadamente a aplicação de verbas.

c) representam apenas um aumento de despesas, pois a baixa parceria mantida por esses estabelecimentos denigre em geral a imagem do SUS.

d) representam um peso demasiadamente expressivo do qual gostaria de se livrar.

e) nada representam, pois o sistema pode dispor de quaisquer categorias de hospitais sempre que necessite.

3. Para uma instituição universitária, é importante a manutenção do convênio com o SUS, já que:

a) um maior número de pacientes é atraído. No meio desse universo, a multiplicidade de casos e de doenças sempre é importante, pois funciona como estímulo à aprendizagem dos estudantes que frequentam um hospital universitário.

b) um maior número de pacientes é atraído pela cobertura desses convênios. Isso produz um grau de complexidade que causa grande confusão e que serve como desafio constante para a aprendizagem universitária, não obstante o volume de prejuízo ao qual o hospital é submetido.

c) uma gestão de maior complexidade é sempre bem-vinda. O aumento de prejuízos e a diversidade de custos estimula o desenvolvimento dos gestores.

d) um número maior de médicos estabelece desavenças diárias com aqueles que atuam no hospital somente como professores.

e) um maior número de pacientes deixa de receber o atendimento devido.

4. O hospital universitário é um grande centro de pesquisas e desenvolvimento de boas práticas. Isso é facilitado pela presença de maior número de alunos e professores no âmbito hospitalar. No entanto, sobre isso, é correto afirmar:

a) São fatores irrelevantes que em nada contribuem para a instituição, tampouco para sua missão de princípios organizacionais.
b) São elementos que somente trazem um grau de confusão administrativa, prejudicando enormemente a atividade de gestão.
c) Essas pesquisas apenas causam confusão ao andamento normal do hospital.
d) É preciso que um grande esforço de gestão seja realizado por todas as equipes, considerando que pesquisas em geral são onerosas e podem comprometer as finanças. É necessário também que o hospital delimite as áreas e regulamente esse tipo de atividade para que sua imagem não seja comprometida e os pacientes não sejam eventualmente prejudicados.
e) No hospital universitário a pesquisa é um fator irrelevante.

5. O convênio com o SUS é algo interessante para um hospital, porém é preciso verificar quais são as vantagens e as desvantagens no atendimento de determinadas patologias em função da relação custo x benefício. A respeito dessa afirmação, assinale a alternativa correta:
a) A colocação é improcedente, visto que a qualidade ou qualificação das patologias não exerce interferência sobre a receita e a despesa de um hospital.
b) A colocação é justa e procedente, pois, para a gestão do hospital, o fator patologias vantajosas e desvantajosas é muito relevante, visto que procedimentos de alta complexidade tendem a melhorar as tabelas de remuneração, em detrimento de outros extremamente corriqueiros que podem causar a alta permanência do paciente, o que não

é desejável, bem como onerar as finanças do hospital com uma relação custo × benefício nada favorável.

c) Essa é uma colocação que não tem consistência, pois a manutenção do convênio com o SUS torna-se desinteressante ao hospital na medida em que atrai somente pacientes de alto custo e baixa rentabilidade devido ao processo seletivo realizado pelos médicos.

d) Não procede afirmarmos que em quaisquer circunstâncias é vantajoso ao hospital a manutenção do convênio com o SUS.

e) Devido à busca por uma gestão cada vez mais estratégica da organização hospitalar, isto é, pautada em resultados, não procede a colocação de que a manutenção do convenio com o SUS tem seu grau de importância independentemente da remuneração adequada ou não.

Questão para reflexão

1. A gestão de serviços hospitalares ou de uma clínica que resolvam atender exclusivamente a pacientes do SUS é algo bastante complexo. Trata-se de uma decisão de extrema relevância, aplaudida pelas autoridades sanitárias e pela população, principalmente quando se trata de uma organização que possui bons referenciais em seus serviços prestados. No entanto, é uma decisão extremamente importante e que impacta diretamente as questões de viabilidade econômico-financeira de uma organização. Um *mix* de convênios com planos suplementares em bons percentuais – cerca de 20 a 30% dos clientes atendidos com uma contrapartida de aproximadamente 60 a 70% de pacientes do SUS – é o mais desejável.

Da mesma forma, o hospital necessita evitar, por meio de um trabalho colaborativo de seu corpo clínico, a longa permanência dos pacientes. Esse é um fator que, tanto mediante a cobertura do SUS quanto de outros convênios, não lhe é interessante. A boa gestão diz respeito a uma rotatividade de pacientes, sempre que possível, com índices mais elevados. A recomendação é de permanência não superior a quatro dias, principalmente em se tratando de pacientes clínicos. Exatamente nesse ponto é que deve entrar em ação a boa gestão dos serviços de saúde, procurando permear todas as atividades, principalmente aquelas diretamente ligadas ao fator qualitativo dos pacientes que buscam pelo hospital.

Com base nesses apontamentos, estabeleça sua visão e análise crítica, identificando elementos consistentes de estratégias de mudança para esse contexto.

Para saber mais

BRASIL. Ministério da Saúde. **ABC do SUS**: doutrinas e princípios. Brasília: Ministério da Saúde. Secretaria Nacional de Assistência à Saúde, 1990. Disponível em: <http://www.pbh.gov.br/smsa/bibliografia/abc_do_sus_doutrinas_e_principios.pdf>. Acesso em: 14 fev. 2019.

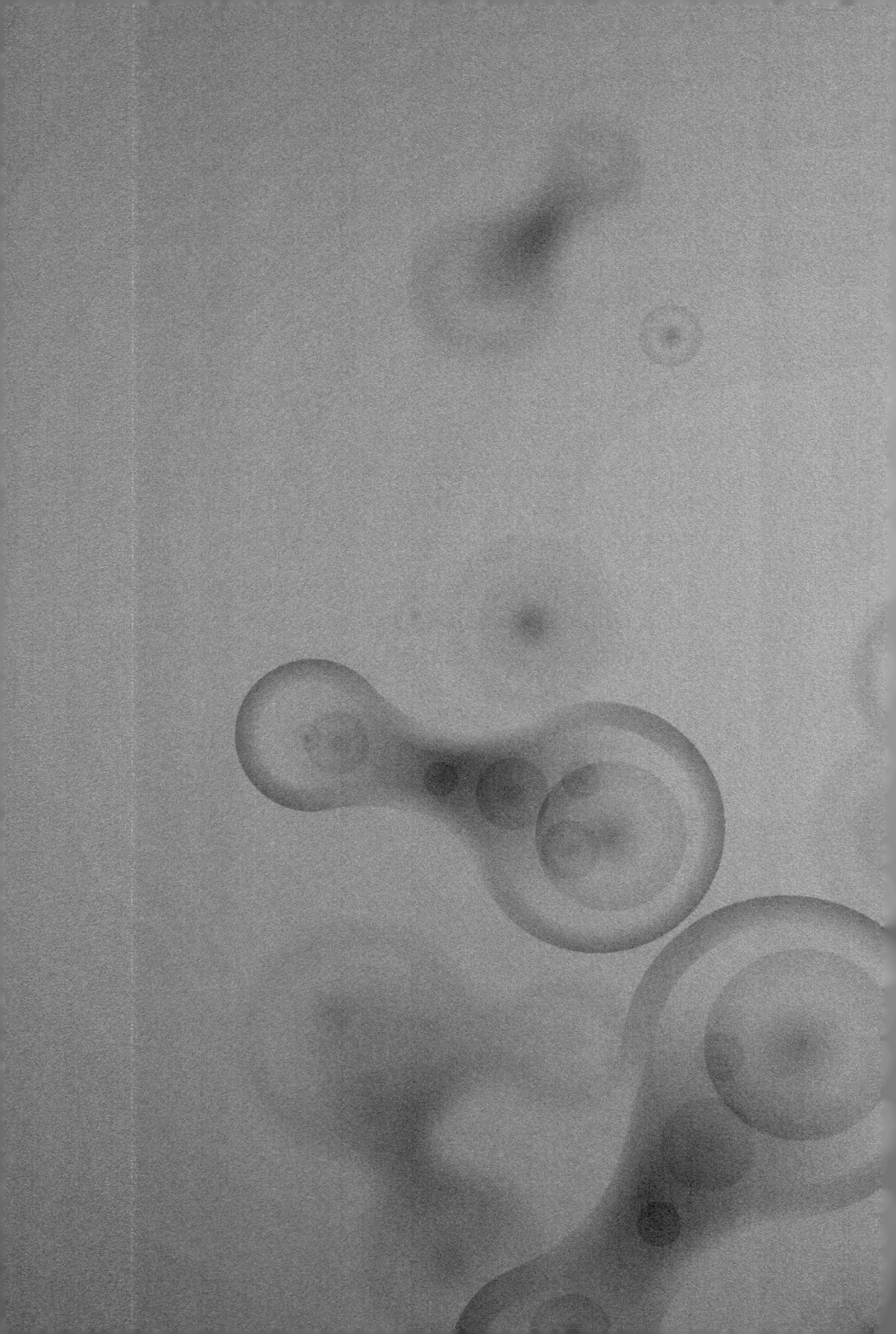

Capítulo 6
Gerência de serviços de atendimento vinculados ao Sistema Único de Saúde (SUS)

Conteúdos do capítulo:

- A gestão como premissa para os resultados em qualquer organização.
- A relevância da gestão estratégica de pessoas para a implantação de serviços de saúde.
- O processo de implantação dos serviços do Sistema Único de Saúde (SUS).
- A gestão das unidades de saúde e seu processo.
- As Secretarias Municipais de Saúde e seus problemas com a gestão.

Após o estudo deste capítulo, você será capaz de:

1. entender a importância da gestão e da adoção de estratégias diferenciadas e criativas em quaisquer organizações com vistas à garantia do sucesso;
2. perceber que, na gestão dos serviços de saúde, apesar da existência de uma legislação específica e balizadora de todas as ações e princípios previamente estabelecidos, não há garantia de sucesso e de resultados favoráveis à organização sem uma gestão efetiva e que garanta a observância e o cumprimento dos elementos de ordem legal;
3. identificar os elementos que conduzem os processos de implantação dos serviços do SUS em qualquer organização conveniada ou mesmo em uma unidade dele;
4. buscar as habilidades e as competências principais a serem desenvolvidas para tornar-se um gestor em uma unidade de saúde;
5. compreender os problemas de gestão das Secretarias Municipais de Saúde e as realidades que elas enfrentam no cotidiano.

Conforme consta na missão do Sistema Único de Saúde (SUS), a gestão dos serviços que contemplam o sistema é algo que se reveste de grande complexidade. O objetivo primordial é promover a saúde da população por meio da integração tripartite dos poderes federal, estadual e municipal. Como essas três instâncias não têm a amplitude de alcance necessária para o atendimento pleno da população, considerando as dimensões continentais e a alta densidade demográfica do país, é preciso que se estabeleçam convênios e contratos com a iniciativa privada para que o sistema esteja acessível à população.

O gerenciamento dos serviços ligados ao SUS é de largo espectro, uma vez que envolve a União, os estados, os municípios e todas as variáveis derivadas desses poderes. Em municípios nos quais as prefeituras não são dotadas da necessária infraestrutura de pessoas para a instalação de unidades de atendimento de largo alcance, suprem as lacunas os consórcios conveniados, os hospitais e até mesmo unidades conveniadas a organizações não governamentais (ONGs) eventualmente. Muitas vezes, os recursos até existem na quantidade necessária, pois são dimensionados em conformidade com a população de cada município. Sem embargo, nem todas as cidades têm médicos e demais profissionais da saúde devidamente habilitados e disponíveis para um atendimento digno e adequado dos cidadãos.

O direito de cada munícipe precisa ser garantido de maneira apropriada. Por essa razão, médicos e demais profissionais da saúde que optem por esse tipo de atendimento – que contempla, por vezes, remuneração reduzida – devem exercê-lo da melhor forma possível, garantindo segurança na prestação dos serviços disponibilizados em qualquer unidade.

Os gestores da saúde, por sua vez, devem buscar a necessária racionalização com a manutenção da qualidade. Os gestores da saúde que consideramos aqui são aqueles que atuam nas unidades públicas, nos consórcios intermunicipais de saúde ou nas unidades privadas maximizando o uso dos recursos e do aparelho público. Seu alvo é que o atendimento seja reconhecido e seja garantido aos que buscam pelos serviços.

Além disso, compete aos gestores um olhar crítico que permita a melhoria contínua dos serviços, não obstante a carência de recursos e, por vezes, a baixa capacidade de dimensionamento de suas unidades em função da maior ou menor procura por aquilo que é ofertado. Cabe em especial ao gestor público a garantia de que os profissionais contratados para suprirem as necessidades da população mantenham disciplinarmente sua presença nas unidades próprias ou conveniadas. Essa providência evita problemas com as ouvidorias e outros órgãos que têm a finalidade de assegurar o atendimento à população.

Esse é o pano de fundo deste último capítulo da obra, que vai versar sobre a gerência de serviços de atendimento vinculados ao SUS.

6.1 A gestão como premissa para os resultados em qualquer organização

É comum que as pessoas se lancem em determinados tipos de mercado sem a mínima noção no que tange à gestão de um negócio efetivamente. Destacamos que o contexto de serviços de saúde exige um tipo de administração que deve ser planejado, organizado, coordenado, dirigido e controlado como qualquer outro, além de estar sujeito a riscos de sucesso ou insucesso, dependendo da forma como sua gestão for exercida e do modelo adotado.

Em primeiro lugar, precisamos entender o que é efetivamente *administração* ou *gestão de negócio*. O conceito básico é que *administrar* significa unir recursos materiais e humanos para se atingir dado objetivo. Se consultarmos qualquer obra sobre o tema, verificamos que a forma de expressão pode diferir, mas o sentido é o mesmo.

Para se alcançar determinada meta em qualquer organização, é necessária a conjugação de esforços de elementos de ordem material, representados por instalações, equipamentos e materiais de qualquer ordem, bem como de abstratos não mensuráveis. Exemplos desses abstratos são o trabalho produzido pelas pessoas e o *know how* sobre como implantar e desenvolver uma atividade. Tudo isso constitui o conjunto de recursos materiais e humanos, os quais, associados aos objetivos e às metas previamente avaliados e estabelecidos, serão conjugados em seu processo de execução para que se chegue a um fim definido.

É importante destacarmos que o desenvolvimento da saúde deve resultar na consecução de algumas tarefas de caráter mensurável mediante a utilização de mecanismos previamente estabelecidos e que normalmente são fornecidos pela ciência contábil com a finalidade de definir os devidos controles, monitoramento e auditoria. Para que tudo isso se viabilize, não podemos negligenciar também o estabelecimento do planejamento como ferramenta indispensável para que as metas estratégicas da organização sejam atendidas de forma adequada e tenham o respectivo acompanhamento de forma contínua e competente.

Em pleno século XXI, não podemos deixar de pensar em termos de que instituições conveniadas ao SUS ainda tenham tão somente a finalidade filantrópica, isto é, objetivem contribuir de forma generosa e despretensiosa com um grupo de pessoas. Não podemos imaginar que organizações com tamanha estrutura desejem como reciprocidade apenas o reconhecimento pelo dever cumprido e que, se não forem favoráveis, não garantem a sua continuidade ao longo do tempo. Ser uma instituição filantrópica era louvável, desejável e até bastante interessante para o século XVIII ou para outras épocas em que a saúde se constituía em obrigação das instituições, sem objetivar qualquer resultado lucrativo ao final do processo.

Não se pode mais admitir uma gestão baseada em resultados danosos, nem pessoas exercendo seu trabalho sob tensão todos os dias, nem gestores cumprindo uma rotina de peregrinações a bancos e entidades de crédito. Essas instituições podem fomentar a duras penas a atividade do gestor sem que esta represente a conquista de resultados favoráveis, trazendo no seu bojo até mesmo a possibilidade de reinvestimentos no que está sendo feito.

Filantropia sim, desde que sem prejuízos e mortificações dos dirigentes e das instituições que arduamente se dedicam a programas de humanização e a qualidade do atendimento, muitas vezes, sem qualquer reconhecimento por parte das comunidades ou do entorno onde atuam. Nem mesmo o Poder Público deve estar imbuído desse espírito de benemerência, embora esteja obrigado a prestar tais serviços por força da Constituição Federal.

Hoje, todo esse aparato requer uma gestão cada vez mais profissional e voltada ao resultado efetivo, como o fazem quaisquer empresas nos diversos ramos de atuação, abandonando o amadorismo. Caso contrário, estaremos convivendo permanentemente com um Estado falido e sem nenhuma possibilidade de reversão do sistema de saúde atualmente instalado no país – como, aliás, ainda é a triste realidade do nosso Brasil. Infelizmente, o sistema de saúde nacional representa ainda o resultado de gestões mal realizadas desde mandatos remotos, em que a obtenção de superávit era considerada um pecado capital inconcebível em qualquer nível da cadeia de atendimento.

Dessa forma, em termos de realização de uma gestão efetivamente competente, precisamos pensar hoje estrategicamente. Em outras palavras, realizá-la dentro de um conjunto de compromissos assumidos entre um grupo de pessoas que, com seriedade e espírito de trabalho e imbuídas da realização de objetivos em equipe, tomam decisões e ensejam as ações necessárias para que o sistema como um todo seja de fato viável e apresente resultado efetivo. Isso é praticar gestão estratégica baseada em esforços que nos levam a conquistas concretas.

Não se pode mais conviver com milagres e exercícios mirabolantes de manobras orçamentárias. Elas retiram verbas de outras rubricas para que novos recursos sejam determinados e com a finalidade de suprir os chamados *rombos orçamentários* – estes nada mais são que produtos de má gestão e conduta inadequada de uma administração incompetente e totalmente descomprometida com as metas a serem atingidas. Infelizmente, ainda vamos encontrar esse tipo de prática na gestão pública e em organizações do setor privado, as quais nada fazem para ensejar resultados melhores, mais concretos e perenes.

A gestão dos serviços de saúde jamais pode estar desguarnecida de uma boa análise estratégica. Ainda que o gestor cometa alguns erros táticos, por meio dessa constante análise, ele tem oportunidade de constatá-los e, assim, promover ações corretivas de vital importância para reverter equívocos – ainda que inesperados, mas que fazem parte dos riscos da gestão – que porventura surjam diante de algumas situações.

Estratégias corretas na forma de se exercer a gestão de unidades e serviços de saúde estabelecem um direcionamento importante para a organização, independentemente do tamanho ou da dimensão de seu alcance. O fato é que uma boa gestão auxilia no cumprimento de objetivos e orienta o uso mais adequado dos recursos disponíveis para que as metas sejam adequadamente alcançadas e a missão da organização obtenha o reconhecimento na comunidade assistida.

A escolha e a definição das estratégias representam as prioridades do momento e evitam que seja desviada a atenção para atividades que não convergem para um mesmo objetivo. A adoção da análise estratégica proporciona a escolha dos melhores caminhos para alcançar de forma bem-sucedida as metas planejadas. Além disso, lança um olhar mais amplo tanto para o ambiente interno quanto para o externo da organização.

A gestão estratégica aplicada à implantação de serviços do SUS tem sua abrangência nas perspectivas que podem ser utilizadas pelos gestores. Isso alcança a formulação das estratégias a serem implantadas em uma unidade de saúde de menor complexidade ou em um hospital que abarca muitos setores e que exige mais do gestor. Podemos considerar a estratégia como um processo contínuo, desde que tenhamos muito claros os objetivos, a fixação de recursos necessários e a escolha de ações necessárias para o cumprimento daquilo que foi definido à luz de uma visão de futuro.

Podemos pensar na estratégia como simplesmente um caminho escolhido pela organização para alcançar os objetivos propostos; porém, de qualquer forma, tem de ser clara, coerente e permitir o alcance e o envolvimento de todos os que vierem a participar dela. Numa terceira hipótese, ainda podemos imaginá-la como apenas "um padrão de resposta da organização ao seu ambiente no tempo" (Stoner, 1985, citado por Conceitos, 2001) em função de uma demanda repentina, como a ideia de ampliação de serviços, a criação de um novo setor em um hospital ou a instalação de uma nova unidade avançada vinculada ao serviço já existente.

Os membros e os gestores das organizações de saúde precisam atualmente apurar e detalhar seus processos estratégicos, com mudanças contínuas de foco, tendo em mãos dados internos e externos do órgão ou da unidade que gerenciam. Capacitações e competências essenciais necessitam ser desenvolvidas em todos os membros das equipes, com o objetivo de capacitar sua visão acerca do desenvolvimento de estratégias adequadas ao cumprimento dos objetivos.

Com base nesses elementos, as organizações passam a ter destaque no mercado que as diferenciam umas das outras e representam um importante fator de competitividade diante da concorrência – mesmo na área da saúde, isso não é desmerecimento algum.

> Uma questão pode surgir: Então, vamos fazer concorrência entre uma unidade de saúde e outra dentro do mesmo município? Respondemos da seguinte forma: E por que não? Isso representa algum pecado capital? Algum demérito? Algo não permissível? Pelo contrário.

O processo em que essa nova dinâmica deve se desenvolver traz somente maior visibilidade para uma unidade de saúde. O fato de ela ser pública ou privada não confere relevância, já que a boa gestão faz parte de qualquer tipo de organização, seja ela de caráter governamental, seja privado. A gestão precisa colocar a entidade sempre em lugar de destaque em conformidade com seus méritos. Portanto, a visão estratégica de fato se aplica a qualquer tipo de instituição.

Um grande problema que acompanha as organizações ligadas aos serviços de saúde é efetivamente a falta de formação adequada dos gestores. Sem demérito a quem esteja exercendo algum cargo ou função em instituição pública ou privada, o que ocorre é que profissionais sem a formação adequada têm enorme dificuldade no desenvolvimento de estratégias tanto para o trato com os recursos humanos quanto com os materiais. Isso ocorre porque efetivamente encontramos comumente médicos, enfermeiros, fisioterapeutas e outros somente com formação técnica exercendo função ou cargo de gestão. Muitos deles, ao perceber essa lacuna, buscam reforços em cursos de especialização e MBAs voltados à gestão de serviços de saúde. Isso é muito desejável se pretendem continuar atuando como gestores nesse setor e alcançar os melhores resultados, importantíssimos para o futuro e para a continuidade dos negócios da área.

6.2 A relevância da gestão estratégica de pessoas para a implantação de serviços de saúde

Atualmente, a gestão de pessoas deixou de ser uma prerrogativa dos antigos e ultrapassados *Departamentos de Pessoal* ou setores de *Recursos Humanos* (RH). Aliás, tais nomenclaturas já estão há muito tempo desatualizadas e são consideradas retrógradas quando se referem a esse tema hoje. O sucesso da gestão de pessoas está baseado no envolvimento de todos, e não apenas de um departamento ou setor isolado dentro da organização. O foco fundamental está centrado no trabalho de equipes multidisciplinares, em especial na saúde. Em função disso, vejamos os programas de qualidade total que proliferam hoje nas unidades e serviços dessa área de modo geral.

O sucesso dessa estratégia de gestão depende da filosofia centrada na satisfação constante do cliente, a qual é obtida mediante o constante aprimoramento de todos os processos organizacionais. Estes estão atrelados fundamentalmente ao comprometimento das pessoas envolvidas em equipes de trabalho de diversos processos, atuantes em um setor, em uma unidade ou na organização como um todo.

Assim, o sucesso de um programa dessa natureza está seriamente comprometido se tivermos como condutor um departamento de pessoas ou algo assim que se responsabilize por essa tarefa. Na verdade, as ações que se desenvolvem na organização têm como fio condutor a atuação dos gestores de todos os setores e departamentos ao exercerem influência. De igual maneira, o sucesso de estratégias para gestão de pessoas que se transformem em resultado e visibilidade perante os clientes depende do comprometimento de toda a instituição. Costumamos dizer que, do piso ao teto dela, se todos estiverem imbuídos desse espírito de comprometimento, os resultados positivos – visíveis e concretos – virão como uma consequência indiscutível.

Para Sergio Mansilha (2013), "desde pequenos somos paranoicos com normalidade. Faz parte do instinto humano de sobrevivência a vontade de pertencer a um grupo e ser aceito por ele. Isso é observado desde as comunidades indígenas até o ambiente corporativo". Quanto mais empenhados são os gestores em integrar os elementos do grupo em um verdadeiro trabalho de equipe, tanto mais perceptíveis são os resultados.

Fatores como esses não podem ser divorciados da boa gestão de serviços de saúde, sob o risco de nos depararmos com algumas das iniciativas a que estamos acostumados a constatar. Vemos isso quando nós mesmos ou pessoas do nosso relacionamento buscam por tais serviços e percebem nitidamente a absoluta falta de integração daqueles que têm a responsabilidade pelo atendimento e não demonstram tal comprometimento no exercício de suas funções.

O fato de uma organização ter bem definidas e comunicadas suas estratégias às respectivas equipes constitui-se num fator motivador e facilitador das ações gerenciais. Estimula a criatividade e as novas iniciativas e entrosa melhor os colaboradores em torno dos objetivos, pois, sem as pessoas, o resultado dos esforços é totalmente vazio. Vejamos o exemplo de grandes orquestras que percorrem o mundo hoje, como é o caso da de André Rieu, a de James Last e outros tantos maestros e condutores de verdadeiras equipes de músicos. Com sua presença sempre viva em meio aos grupos, eles conseguem os resultados e o sucesso em todas as apresentações. Para tanto, utilizam o mesmo meio de transporte nas viagens, hospedam-se todos juntos nos mesmos hotéis e participam em equipe da formação dos arranjos, manifestando sua opinião a respeito para que o resultado seja efetivamente perfeito. Assim também ocorre na condução dos grupos de trabalho quando transformados em equipes verdadeiras: o resultado é a mais perfeita integração de todos e uma qualidade de serviço perceptível pelos usuários, independente da esfera na qual os serviços são disponibilizados.

Empresas de grande porte, como as multinacionais, recebem centenas de currículos de candidatos a emprego todos os dias. Entretanto, somente cerca de 1% do total chegam para uma entrevista com probabilidades de contratação. Nas instituições e unidades ligadas ao setor de saúde não é diferente: embora a rotatividade de pessoas seja elevadíssima (por várias razões que podem ser objeto de diversos tipos de análises), a capacidade de absorção de novos candidatos não tem sido algo fácil, exatamente por causa da mediocridade e da falta de qualificação da grande maioria dos que se apresentam para suprir determinada vaga.

Nas organizações públicas isso acaba sendo mais grave, uma vez que estas realizam o seu processo seletivo e de admissão por meio de concurso público, ainda que hoje venham ocorrendo com certa raridade. Essas organizações não praticam o processo de demissão, a exemplo do que acontece na iniciativa privada, mas somente como finalização de um eventual processo administrativo, o que é moroso e complexo. Dessa forma, acabam mantendo indivíduos que não se adaptam às funções que exercem e, ainda que remanejados – quando isso é possível –, encontram grande dificuldade em relação a um fator essencial para o resultado da gestão estratégica de pessoas: o comprometimento, baseado sobretudo no resultado de um trabalho de equipe.

O comprometimento das pessoas e das respectivas equipes – quando estas são bem conduzidas pelos respectivos gestores – deve levar ao pleno entendimento de todos a questão da responsabilidade social. Trata-se de demonstrar a todos o grau de importância da organização e sua preocupação em agir diante de problemas sociais que estão ligados à sua missão, em especial pelo grau de relevância representado pelo setor. Isso se aplica tanto às organizações do setor público de saúde quanto às do setor privado.

As equipes também necessitam estar permanentemente informadas e conectadas com o seu universo de atuação, tanto no que diz respeito ao ambiente interno quanto ao externo. Esse é sem dúvida um fator de grande relevância e responsável pela melhoria da imagem de uma unidade de saúde, um setor de maior amplitude ou, até mesmo, um hospital de referência. Não importam as dimensões da organização, a sobrevivência e a continuidade de qualquer ente organizacional estão intimamente ligadas a essa dinâmica informacional à qual todos têm acesso e devem estar conectados de forma continuada.

As transformações que ocorrem diariamente no mercado da saúde, por vezes, se dão em rápida velocidade. Se não acompanhadas em tempo real, podem apanhar todos de surpresa, principalmente porque existem portarias ministeriais e legislações complementares que nem sempre são de acesso a todos.

Por essa razão, o trabalho em equipe, capitaneado por gestores bem informados e que sabem como democratizar a informação, transforma o ambiente interno da unidade em algo realmente interessante. Isso permite a todos o conhecimento constante dos elementos que podem influenciar o cumprimento dos objetivos e o desenvolvimento das estratégias organizacionais.

Reunir as equipes periodicamente para promover análises estratégicas também é uma boa prática. Com isso, procura-se estimular o espírito participativo de todos, além de trazer à tona a capacidade criativa e as atitudes proativas dos colaboradores. Por vezes, fraquezas e ameaças que pairam sobre a organização podem ser neutralizadas ou, pelo menos, amenizadas em função desse espírito participativo, apresentando vantagens bastante significativas. Novas oportunidades e diminuição dos riscos, com a exploração das melhores forças que temos dentro de uma organização, também podem ser acrescentadas mediante esse trabalho integrado de equipe quando bem desenvolvido.

6.3 O processo de implantação dos serviços do SUS

Com base no que está preconizado nos dispositivos legais estabelecidos pela Constituição Federal de 1988 e pela Lei Orgânica de Saúde – Lei n. 8.080, de 19 de setembro de 1990 (Brasil, 1990a) –, o processo de implantação dos serviços do SUS deve ser desencadeado levando-se em conta sempre as diretrizes estabelecidas pelas autoridades locais, tanto da Secretaria de Estado da Saúde quanto da Secretaria Municipal da Saúde. O processo como um todo deve seguir o que está definido nas Normas Operacionais do SUS. Estas seguem portarias ministeriais específicas que estabelecem todos os elementos reguladores quanto à forma do gerenciamento dos serviços e demais aspectos a serem observados.

Embora inicialmente complexo, o conjunto das normas esclarece e orienta sobre o papel de cada uma das esferas governamentais e suas competências em relação à implantação e ao gerenciamento dos serviços do SUS. Em complemento, as normas operacionais estabelecem os critérios que orientam as formas de habilitação de estados e municípios para o recebimento dos recursos advindos do Fundo Nacional de Saúde (FNS) em cada uma das rubricas predefinidas.

Uma vez que as divisões administrativas cumpram os pré-requisitos devidamente dispostos nas Normas Operacionais, estarão em condições e poderão passar a receber os repasses de recursos advindos do Ministério da Saúde. Os recursos são disponibilizados para a remuneração dos diversos serviços previamente contratados por hospitais, consórcios de saúde e demais prestadores de serviços.

Conforme enfatiza o documento "Para entender a gestão do SUS", publicado em 2003 pelo Conselho Nacional de Secretários de Saúde (Conass):

> Desde o início do processo de implantação do SUS, foram publicadas três Normas Operacionais Básicas (NOB/SUS 01/91, NOB/SUS 01/93 e NOB/SUS 01/96). Em 2001 foi publicada a primeira Norma Operacional da Assistência à Saúde (NOAS/SUS 01/01) que foi revista e publicada em 2002, a qual se encontra atualmente em vigor (NOAS/

SUS 01/02). Embora o instrumento que formaliza as Normas seja uma portaria do Ministro da Saúde, o seu conteúdo é definido de forma compartilhada entre o Ministério e os representantes do Conselho Nacional de Secretários de Saúde (CONASS) e do Conselho Nacional de Secretários Municipais de Saúde (CONASEMS). No item 2 da NOB/SUS 01/93 relativo ao gerenciamento do processo de descentralização, foram criadas, como foros de negociação e deliberação, as Comissões Intergestoras. No âmbito nacional, funciona a Comissão Intergestores Tripartite (CIT), integrada paritariamente por representantes do Ministério da Saúde, do CONASS e do CONASEMS. No âmbito estadual, funciona a Comissão Intergestores Bipartite (CIB), integrada paritariamente por dirigentes da Secretaria Estadual de Saúde e do órgão de representação dos Secretários Municipais de Saúde do Estado [...]. Dessa forma, todas as decisões sobre medidas para a implantação do SUS têm sido sistematicamente negociadas nessas comissões após amplo processo de discussão. Esse processo tem funcionado desse modo ao longo dos últimos 12 anos de vigor da Lei 8.080, contribuindo para que se venha a alcançar a plena implantação do Sistema Único de Saúde. (Brasil, 2003b, p. 17)

Geralmente, as Secretarias Municipais de Saúde assumem a atenção primária, enquanto as atenções de média e alta complexidades ficam a cargo dos hospitais que têm a necessária infraestrutura. Muitas vezes, a vida de uma pessoa depende muito mais da forma como um atendimento é realizado em uma unidade de atenção primária. É pela forma de atenção dispensada por profissionais e gestores que essas unidades se destacam entre outros níveis considerados de grau mais elevado.

O que diferencia, em grande parte, os três níveis de gerenciamento da saúde estabelecidos pelo SUS é, sem dúvida, o conjunto representado por algumas características que cada um deles apresenta. Por exemplo, no nível de atendimento primário, os doentes crônicos, de modo particular, estabelecem um vínculo maior com a unidade de saúde por utilizá-la de maneira contumaz e por tê-la como referência de atendimento em razão do vínculo estabelecido com profissionais daquela unidade.

Assim, tanto novas quanto antigas necessidades apresentadas por certo paciente ou grupo de pacientes frequentadores de uma unidade acabam encontrando referência nesse local. Esse é um fato que também revela uma dependência bastante expressiva e estreita no modo como o profissional dispensa seu atendimento aos pacientes, definindo, de certa forma, um vínculo altamente positivo na visão destes.

Outro fator extremamente favorecido por esse tipo de referencial é a continuidade no tratamento do paciente. Por exemplo, pensemos em alguém que sofre uma fratura de membro inferior e recebe um tratamento inicial com boa evolução, tudo com excelente resolutividade em uma unidade de atendimento primário. Ali, fixa sua referência realizando os retornos e acompanhamentos de forma disciplinar até a consolidação da sua fratura e a alta final. Certamente, essa pessoa construirá um vínculo de caráter definitivo com aquela unidade. Em caso de reincidência com o próprio paciente ou pessoa de seu relacionamento, a unidade já tem consolidada a sua atuação referencial à forma como os serviços são dispensados. Dessa maneira, tem sua qualidade devidamente comprovada e reconhecida.

6.4 A gestão das unidades de saúde e seu processo

Podemos considerar como unidades de saúde aquelas que se dedicam de forma praticamente total ao atendimento a pacientes do SUS. Elas podem ser representadas pelas chamadas *Unidades*

Básicas de Saúde (UBS) – em sua maioria vinculadas a um município que realiza a gestão de forma direta – ou ainda por um hospital que atenda baixa, média e alta complexidades, com altíssimo percentual de leitos e atendimentos ambulatoriais ou emergenciais ofertados a pacientes do SUS.

Sob o ponto de vista de gestão, o grau de complexidade pouco ou quase nada representa em termos de mudanças na forma de condução no cotidiano de uma ou de outra unidade, visto que as dificuldades e circunstâncias se assemelham e o grau de complexidade na gestão é praticamente o mesmo. Problemas de condução dos processos rotineiros e gerenciamento são complexos em unidades de saúde de qualquer natureza, não importa a magnitude de seu alcance ou a diversidade dos serviços que oferta.

O tamanho de uma unidade, independentemente de seu grau de complexidade, exige da gestão o máximo de atenção, principalmente no que tange à manutenção de um clima organizacional favorável na unidade e que isso seja claramente perceptível por aqueles que buscam por atendimento. Por exemplo, uma UBS localizada em uma periferia se assemelha em seu grau de contingenciamento a uma maternidade de 30 leitos, na qual os problemas do cotidiano, as intercorrências e contingenciamentos são praticamente os mesmos. Isso ocorre porque, em gestão de saúde, por sua própria natureza, não temos uma rotina que guarde uniformidade. Os casos que demandam atendimento acabam tendo características próprias à medida que se sucedem.

Por essa razão, o perfil de quem exerce o gerenciamento em uma unidade deve ser o de alguém com capacidade e equilíbrio no exercício de suas ações e na forma de condução das suas equipes. Precisa ser uma pessoa que tenha atitudes proativas e comportamento dinâmico no desenvolvimento das tarefas do cotidiano. A tudo isso alia-se a capacidade de lidar com situações tensas e que envolvam algum grau de dificuldade, o que, na área da saúde, pode acontecer.

> **Importante!**
>
> Complexidade é algo que será enfrentado todos os dias e em várias circunstâncias, dado que os eventos de saúde não são repetíveis. Isso implica que o gerente ou aquele que coordena como responsável uma unidade de saúde deve ser habilidoso e capaz de desenvolver competências. A isso soma-se uma capacidade de liderança que contribua na condução da prontidão e do entrosamento de suas equipes em diversas situações atípicas. Tal cuidado tem o objetivo de atingir resultados com qualidade reconhecida, a exemplo do que acontece em outros ramos de atuação humana.

A complexidade das unidades de saúde do SUS tomou um rumo diferente quando as ações passaram a integrar o processo de padronização previsto nas normas de municipalização da saúde. Novos modelos e normativas começaram a ser propostos, e o perfil do gerente precisou passar por mudanças importantes. Estas foram necessárias para que o processo pudesse ser conduzido de maneira distinta e para que aqueles que já exerciam a função tivessem condições de se adaptar às novas modalidades. Da mesma forma, os gestores ingressantes precisaram ser devidamente selecionados para que guardassem compatibilidade com as habilidades e as competências para o cargo.

Felizmente, a maioria das prefeituras das localidades mais preocupadas com a qualidade da atenção à saúde vem revendo tanto a questão da atuação das equipes quanto o papel do gerente ante os componentes delas. A grande constatação indubitavelmente não foi outra senão a necessidade de melhor treinamento e desenvolvimento para que todos pudessem ser devidamente instrumentalizados com novas formas de apoio para a condução dos processos dentro desse novo contexto. Em meio às contingências da rotina, são comuns situações como falta de medicamentos, de equipamentos com defeito, instalações sem manutenção básica, além de outros problemas de ordem material.

Os papéis de todos os membros das equipes necessitam ser clarificados para que sejam desempenhados por todos com atuação diferenciada e com maior capacidade de intervir em situações de natureza diversa que ocorrem diariamente nas rotinas dessas unidades, apesar de todas as limitações de ordem material que possam se configurar.

A mudança na forma de conduta das equipes é algo fortemente necessário em relação à maneira como todos atuam. Isso se aplica tanto no atendimento da linha de frente quanto daquele promovido diretamente pelas equipes da saúde. Vale ressaltar também o zelo no que diz respeito à forma de se familiarizarem com a burocracia e com os sistemas, pois sofreram mudanças substanciais que redundaram em efetiva necessidade de um treinamento mais adequado. Mudanças sempre acontecem em um setor de tamanha importância à população.

Tanto as unidades próprias quanto as conveniadas necessitam de contínuos estudos e análises a fim de detalhar e atualizar a percepção da realidade da forma como tudo isso se processa, principalmente em cidades onde a preocupação não se reveste apenas do cunho político no atendimento à população. Por isso, a atenção aos cuidados da saúde dos habitantes, tanto em situações preventivas quanto curativas, deve ser motivo de preocupação da municipalidade.

Em Curitiba, há hospitais que atendem 100% pelo SUS. Não obstante as inúmeras dificuldades financeiras para sobreviver, eles vêm realizando programas bastante interessantes e eficientes e que visam sobretudo à humanização dos atendimentos e do próprio ambiente das unidades. Com a ajuda da comunidade e de equipes de voluntariado, várias ações vêm sendo geradas no sentido de proporcionar melhoria ininterrupta no bem-estar dos pacientes e seus familiares. Da mesma forma, sempre ocorrem treinamentos e trabalhos de desenvolvimento dos colaboradores – essenciais no trato direto dos pacientes – no sentido de mantê-los motivados e lembrá-los da humanização no atendimento. Isso ocorre por causa de tensões e adversidades do ambiente no qual convivem, com experiências inéditas para muitos dos membros que ali se dedicam rotineiramente.

Como o sistema de informações está baseado em *software* previamente fornecido, compete à unidade o desenvolvimento de atividades de caráter assistencial, educativo e burocrático; o gerenciamento das equipes propriamente dito; e demais serviços dentro da esfera administrativa (higiene e limpeza, manutenção, armazenagem, controle e distribuição de materiais e medicamentos, controle da atenção aos pacientes e manutenção dos registros afins com seu respectivo controle estatístico). Também cabe a ela o acionamento dos meios necessários para apoio aos pacientes, como o encaminhamento a outras unidades e a busca por internação na rede credenciada por meio da central de regulação de leitos.

A característica gerencial de uma unidade de saúde é a prática da horizontalidade gerencial. Geralmente, não existem níveis hierárquicos em organizações de maior complexidade administrativa. Nas unidades de saúde de menor dimensão, por exemplo, predominam funções de caráter técnico que se sobrepõem à demanda de uma hierarquia administrativa, e não há, assim, necessidade de várias chefias que atuem concomitantemente. Nesse caso, um único responsável pela unidade responde administrativa e tecnicamente por ela, procurando estabelecer a organização e o funcionamento dentro dos padrões preconizados pela gestão central da Secretaria Municipal de Saúde a quem essa chefia se acha subordinada.

Esse é um processo de trabalho no qual deve prevalecer a delegação de poderes aos demais membros da equipe. O gestor principal de uma unidade deve estar sempre conectado à máxima da gestão a qual é conceituada. Ele deve dirigir, coordenar, planejar e controlar as ações aí desenvolvidas.

A exemplo de qualquer organização, não podemos prescindir do planejamento em saúde, conforme já frisamos anteriormente. O planejamento representa o resultado de um processo participativo no qual principalmente aqueles que gerenciam e atuam nas pontas do sistema devem ser convidados a opinar a respeito, ainda que isso signifique um trabalho de grande complicação e morosidade. Todavia, tão mais eficiente ele será quanto maior for a participação de todos em seu processo de elaboração e posterior implementação.

Além disso, o planejamento deve ser elaborado tendo como base principal uma visão estratégica, isto é, contemplando não apenas ideias meramente teóricas e visionárias, que jamais irão se concretizar, mas, sobretudo, elementos consistentes e que efetivamente sejam viáveis de acontecer na prática das unidades. O instrumento gerencial representado pelo planejamento deverá ser um processo participativo, como já mencionamos, além de ser de caráter permanente e que se revista da característica de uma ferramenta dinâmica e jamais estática.

Existem organizações que, uma vez elaborado o planejamento, acabam por engavetar o documento que foi arduamente produzido e que posteriormente não terá a aplicabilidade para a qual foi proposto. Por essa razão, ele deve ser algo de caráter permanente e passível de mudanças. Também deve estar em conformidade com os aspectos legais, políticos, econômicos e com as circunstâncias que venham a influenciar as atividades das unidades a que se destina. Ele deve ser, sobretudo, um instrumento de apoio à gerência e à sua atuação diária da gestão.

Outro aspecto importante é a democratização do planejamento. Todo o pessoal descrito no planejamento e envolvido em sua elaboração deve tomar parte continuamente nos processos. *Continuamente* porque os processos podem sofrer mudança de conduta e apresentar alterações substanciais no instrumento elaborado. Dessa forma, a gestão deve ser feita com transparência e clareza, para que todos possam tomar conhecimento sobre eventuais ajustes que venham a ser propostos e também para que opinem sobre a viabilidade deles, os quais nem sempre poderão ser concretizados, especialmente se não tiverem o aval e o apoio dos diversos atores envolvidos.

É importante destacar que as Secretarias Municipais de Saúde podem ter um planejamento global. Dessa forma, cada uma das unidades envolvidas, com base nos elementos norteadores do documento global, podem elaborar o próprio plano de trabalho de acordo com a sua realidade local. O documento global deve ser visto como principal instrumento norteador das atividades do cotidiano, e o seu controle constante serve como base para ações corretivas e avaliações continuadas. Estas devem ser desenvolvidas pelas equipes, sempre como objeto de discussões em reuniões periódicas nas quais as conclusões servem como elementos de correção das estratégias a serem desenvolvidas.

Reportando-nos às unidades conveniadas, como é o caso de um hospital, por exemplo, este deve elaborar o próprio planejamento. Desse instrumento de gestão derivam os respectivos planos de ação que estimulam o desenvolvimento de estratégias rumo aos objetivos previamente traçados. Os planos devem envolver as unidades de abrangência de toda a estrutura em seu ambiente físico, contemplando as diversas atividades nas quais o hospital atua.

Em quaisquer circunstâncias, reforçamos o fato de que o planejamento não deve acontecer de forma isolada e imposta, divorciada da presença dos envolvidos. O processo deve ser altamente participativo e democrático para que, quando de sua implementação e execução, possa contar com o apoio e a confiança de todos na concretização dos propósitos estabelecidos e de fato produzir os efeitos desejados.

Um planejamento bem elaborado estabelece mecanismos de controle que permitam o gerenciamento e a execução dos objetivos e das metas definidos, bem como um conjunto de indicadores que serão permanentemente acompanhados por meio de planilhas e outros instrumentos adequadamente elaborados para essa finalidade. Assim, o plano local que norteia as ações previstas no planejamento pode ser visto como o principal dispositivo orientador em quaisquer circunstâncias.

Os mecanismos de controle, compostos por parâmetros e indicadores previamente estabelecidos, servem de instrumento de avaliação da atuação gerencial e dos seus respectivos colaboradores, dado que os sistemas de auditoria também podem ser baseados nesses elementos balizadores. Uma série de variáveis podem ser abrangidas pelos indicadores, como quantitativo de atendimentos realizados, estatísticas de doenças que se constituem as principais queixas da população assistida, programas de vacinação, parâmetros epidemiológicos e controle de doenças sistemáticas e endêmicas. A cobertura é múltipla e depende dos programas preestabelecidos pelas respectivas Secretarias de Saúde e das demandas em relação ao monitoramento que desejem estabelecer.

6.5 As Secretarias Municipais de Saúde e seus problemas com a gestão

A gestão sistêmica tem sido o calcanhar de Aquiles das Secretarias Municipais de Saúde desde sua instalação. Em conformidade com a Portaria n. 2.436, de 21 de setembro de 2017, foram organizadas as orientações para a Atenção Básica, estabelecendo o seguinte:

> *Art. 3º São Princípios e Diretrizes do SUS e da RAS [Rede de Atenção à Saúde], a serem operacionalizados na Atenção Básica:*
> *I – Princípios:*
> *a) Universalidade;*
> *b) Equidade; e*
> *c) Integralidade.*
> *II – Diretrizes:*
> *a) Regionalização e Hierarquização;*
> *b) Territorialização;*
> *c) População Adscrita;*
> *d) Cuidado centrado na pessoa;*
> *e) Resolutividade;*
> *f) Longitudinalidade do cuidado;*
> *g) Coordenação do cuidado;*
> *h) Ordenação da rede; e*
> *i) Participação da comunidade.* (Brasil, 2017d)

O art. 2º da referida portaria define elementos de importância sobre a Atenção Básica, conceituando-a como:

> *o conjunto de ações de saúde individuais, familiares e coletivas que envolvem promoção, prevenção, proteção, diagnóstico, tratamento, reabilitação, redução de danos, cuidados paliativos e vigilância em saúde, desenvolvida por meio de práticas de cuidado integrado e gestão qualificada, realizada com equipe multiprofissional e dirigida à população em território definido, sobre as quais as equipes assumem responsabilidade sanitária.* (Brasil, 2017d)

Os parágrafos desse artigo também dispõem que:

> § 1º *A Atenção Básica será a principal porta de entrada e centro de comunicação da RAS, coordenadora do cuidado e ordenadora das ações e serviços disponibilizados na rede.*
>
> § 2º *A Atenção Básica será ofertada integralmente e gratuitamente a todas as pessoas, de acordo com suas necessidades e demandas do território, considerando os determinantes e condicionantes de saúde.*
>
> § 3º *É proibida qualquer exclusão baseada em idade, gênero, raça/cor, etnia, crença, nacionalidade, orientação sexual, identidade de gênero, estado de saúde, condição socioeconômica, escolaridade, limitação física, intelectual, funcional e outras.*
>
> § 4º *Para o cumprimento do previsto no § 3º, serão adotadas estratégias que permitam minimizar desigualdades/iniquidades, de modo a evitar exclusão social de grupos que possam vir a sofrer estigmatização ou discriminação, de maneira que impacte na autonomia e na situação de saúde.* (Brasil, 2017d)

Sobre as Redes de Atenção à Saúde (RAS), a lei esclarece que são "arranjos organizativos de ações e serviços de saúde, de diferentes densidades tecnológicas, que integradas por meio de sistemas de apoio técnico, logístico e de gestão, buscam garantir a integralidade do cuidado" (Brasil, 2010a). A implementação das RAS aponta para maior eficácia na produção de saúde e melhoria na eficiência da gestão do sistema no espaço regional e contribui para o avanço do processo de efetivação do SUS. A transição entre o ideário de um sistema integrado de saúde conformado em redes e sua concretização passa pela construção nos territórios e permite conhecer o real valor de uma proposta de inovação na organização e na gestão do sistema de saúde.

Os documentos ainda apontam caminhos que possam assegurar a resolutividade na RAS e recomendam alguns fundamentos a serem observados, como economia de escala, qualidade, suficiência, acesso e disponibilidade de recursos. Quando vemos elementos como qualidade e disponibilidade de recursos, podemos imaginar uma integração entre as Secretarias Municipais de Saúde e todo o sistema de Redes de Atenção, funcionando dentro dos padrões de gestão de qualidade que vemos acontecer nas organizações do setor privado e, ainda, com todos os recursos materiais e humanos plenamente disponibilizados. Consideramos todo o contexto elaborado pelas portarias como elementos ideais e muito bem parametrizados, colocando de forma bastante explícita as bases adequadas para que a gestão se efetive por meio de uma implantação competente e muito bem estabelecida.

No entanto, na prática não é essa a realidade que verificamos, principalmente quando, diariamente, ao acessarmos as mídias, percebemos claramente os resultados representados por incongruências entre o estabelecido e o efetivamente praticado pelo sistema. O documento "Para entender a gestão do SUS" (Brasil, 2003b), elaborado pelo Conass, estabelece uma gama variada e articulada de parâmetros teoricamente interessantes aos quais vale a pena nos atermos, pois apresentam um verdadeiro tratado de gestão com alguns pontos que destacamos. O documento se refere ao contexto necessário para a implantação e a gestão do SUS e define que esse sistema de gestão é representado por um conjunto de processos que acontecem rotineiramente e de forma bastante dinâmica.

O material foi elaborado no sentido de proporcionar aos novos gestores que iniciavam os trabalhos nas diversas unidades por ocasião da sua edição, possibilidades de desenvolver um padrão de qualidade no desempenho diário de suas funções. No entanto, por diversas razões que já apontamos ao longo desta obra, verificamos que isso é muito difícil de acontecer, basta ver a complexidade do sistema: na sua essência, ele é muito bom, baseado em fatores de legislação muito bem elaborados e estabelecidos, mas, na prática, apresenta uma série de inconsistências para que tudo flua de maneira mais eficiente. A falta absoluta de recursos financeiros para a sustentação do sistema é certamente o fator de maior gravidade.

Em termos legais, o documento inicia mencionando a legislação maior representada pela Constituição de 1988. Enfatiza também a Lei n. 8.080/1990, que instituiu o SUS, destacando em seu contexto principalmente as questões relativas ao estabelecimento das "condições necessárias para a promoção, proteção e recuperação da saúde, bem como a organização e o funcionamento dos serviços correspondentes" (Brasil, 1990a). Tudo isso aparece em termos teóricos, sem buscar qualquer esclarecimento sobre as formas de agilização do sistema e a disponibilização de recursos ao seu fomento como é de se esperar, visto o seu amplo grau de abrangência.

Destaca ainda a Lei n. 8.142, de 28 de dezembro de 1990, a qual "Dispõe sobre a participação da comunidade na gestão do Sistema Único de Saúde (SUS) e sobre as transferências intergovernamentais de recursos financeiros para a área da saúde"

(Brasil, 1990b), que se constituem elementos da maior importância, omitidos na lei anterior. Embora essa lei também trate da distribuição dos recursos por meio das dotações da Federação, estados e municípios, isso, na prática, tem se mostrado inconsistente e abstrato por não se tornar concreto na grande maioria dos municípios brasileiros, que, por essência e definição, devem ser os gestores do Sistema.

Em suma, além dos valores repassados pelo Ministério da Saúde, tanto estados quanto municípios deveriam destacar parte das dotações orçamentárias para a saúde. Lamentavelmente nesse caso, não obstante a Lei de Responsabilidade Fiscal (Lei Complementar n.101/2000), cada município age de acordo com sua disponibilidade financeira, remanejando recursos por sua conta. Geralmente, esses recursos vão para a cobertura de outras áreas em detrimento da saúde, desprestigiando assim um setor que é prioritariamente o de maior carência quando comparado com outros na maioria dos municípios brasileiros.

Novamente assistimos a uma legislação que, em tese, é muito bem elaborada e estabelecida, mas que na prática não contempla aquilo que é de direito no âmbito das cidades brasileiras. Isso é mais evidente especialmente nas pequenas localidades, as quais anteriormente não tinham autonomia, mas que, ao se transformarem em municípios recentemente, enfrentam um grande desafio principalmente em áreas prioritárias como é a da saúde.

Complementarmente às leis promulgadas, foram estabelecidas diversas normas operacionais que deveriam instrumentalizar a implementação e o funcionamento do sistema como um todo, uma vez que, em tese, são bastante claras e factíveis. As referidas normas estimulam os processos de mudanças e a contínua reorientação do sistema, que é baseado na discussão lastreada no aprofundamento das ideias a partir da implantação do SUS. Elas também buscam incentivar estudos constantes para a reorientação estratégica. Assim, orienta o estabelecimento de novos objetivos, diretrizes e prioridades, com mudanças nos planos táticos e operacionais; no entanto, esbarram no problema já antes amplamente debatido: o da absoluta falta de recursos. Qualquer organização pode estabelecer diretrizes estratégicas para o seu negócio, porém, se não alocar os recursos necessários, elas são totalmente voláteis e inconsistentes.

A Norma Operacional Básica do SUS n. 01/1991 (NOB/SUS n. 01/1991)

> *tem por objetivo fornecer instruções aos responsáveis pela implantação e operacionalização do Sistema Único de Saúde – SUS, elaborada de conformidade com as Leis n. 8.074/90 e 8.080/90. São estabelecidas nesta Norma tanto os aspectos de natureza operacional como também aqueles intrinsecamente necessários ao gerenciamento dos serviços e ações de saúde estabelecidos pela Constituição de 1988, nos três níveis de governo, como também do controle, acompanhamento e fiscalização da aplicação dos recursos.* (Brasil, 1991c)

Para a época, as mudanças foram bastante substanciais e consistentes, representando um incremento no aporte de recursos ao orçamento dos prestadores de serviços. Estes puderam minorar seus déficits de custeio e ainda lograr alguma sobra para novos investimentos em equipamentos que se encontravam desatualizados e, em alguns casos, até mesmo em situação deplorável de uso, verdadeiras sucatas.

No entanto, com o decorrer do tempo e as mudanças nas políticas ministeriais em relação aos reajustes na tabela do SUS, algumas variações, principalmente de caráter inflacionário, não foram consideradas. Como consequência, hospitais e serviços conveniados ao SUS passaram a ter uma defasagem altamente expressiva entre gastos e receitas. Dessa forma, até hoje os serviços altamente dependentes do sistema vêm amargando sérias dificuldades, trabalhando continuamente em situação deficitária. Os desdobramentos disso são as limitações na oferta de alguns serviços de importância à população, bem como as postergações dos atendimentos eletivos, com prioridade aos emergenciais.

O sistema sofre uma evolução natural e, por pressões de classes, federações e outros órgãos, apresenta periodicamente novas mudanças, algumas das quais com maior benefício no seu bojo, enquanto outras prejudicam ainda mais o já claudicante sistema. Uma nova Norma Operacional Básica do SUS (NOB/SUS n. 01/1993) foi editada pela Portaria GM/MS n. 545, de 20 de maio de 1993 (Brasil, 1993c). Essa NOB "tem como objetivo disciplinar o processo de descentralização da gestão das ações e serviços de saúde na perspectiva de construção do Sistema Único de Saúde" (Brasil, 1993c).

A construção do SUS é um processo, no qual a diretriz de descentralização da ações e serviços vem assumindo dimensões bastantes complexas. Por esta razão, tem como fundamentos os seguintes pressupostos:

a) descentralização deve ser estendida entendida como um processo implica redistribuição de poder; redefinição de papéis e estabelecimento de novas entre as três esferas de governo; reorganização institucional; reformulação de práticas; e controle social;
b) a descentralização envolve dimensões políticas, sociais e culturais e sua efetivação pressupõe diálogo, negociação e pactuação entre os atores que vão constituir a base de legitimação das decisões;

c) o estabelecimento desta nova prática requer a existência e funcionamento regular dos Conselhos de Saúde, paritários e deliberativos, como mecanismo privilegiado de participação e controle social;
d) a responsabilidade pelo financiamento das ações de saúde tem que ser compartilhada pelas três esferas de governo, assegurando, regulamente, o aporte de recursos fiscais aos Fundos de Saúde. [...] (Brasil, 1993c)

O texto contempla aqueles que realizam gestão plena somente em algumas circunstâncias em determinados serviços conveniados ou próprios, deixando os demais sob a responsabilidade da esfera estadual, isto é, a habilitação dos municípios como gestores (Brasil, 1993c). No caso dos municípios com maior densidade demográfica e territorial, tendo em vista sua magnitude, são eles quem estabelecem e firmam os convênios com os diversos serviços dos quais necessitam. É o próprio município que, nesse caso, exerce a chamada *gestão plena*.

Em 5 de novembro de 1996 foi editada a NOB/SUS n. 01/1996, por meio da Portaria GM/MS n. 2.203, de 5 de novembro de 1996 (Brasil, 1996). O documento apresentou diversas mudanças no sentido de uma rápida regulamentação e viabilização quanto à sua implantação. Por meio dele, o ponto mais importante foi a criação da nova tabela denominada *Sistema de Informação Ambulatorial do SUS* (SIA/SUS), a qual estabeleceu as normas para o atendimento ambulatorial, incluindo a criação do cartão SUS. Além disso, normatizou as questões relacionadas à Vigilância Sanitária, bem como aspectos referentes às ações de epidemiologia e controle de doenças. Também fixou normas para os repasses relativos ao pronto atendimento básico para unidades próprias ou conveniadas ao SUS. Devido a mudanças no Ministério da Saúde, em 15 de maio de 1997 foi editada a Instrução Normativa n. 01/1997, a qual regulamentou os processos anteriormente estabelecidos.

As mudanças se estenderam por todo o ano de 1997, mas já em janeiro de 1998 novas regulamentações foram publicadas mediante portarias governamentais. Definiram-se novos parâmetros em função de questões relacionadas ao sistema de financiamento, alterando valores básicos de referência. Estabeleceram-se, assim, valores fixos e variáveis de acordo com a complexidade de atendimentos e questões relacionadas aos vários programas desenvolvidos pelas Secretarias Municipais e Estaduais da Saúde, quer em caráter preventivo, quer na solução de doenças ou situações emergenciais do público assistido e abrangido pelo SUS.

Em dezembro de 2001, uma vez que aproximadamente 99,21% dos municípios brasileiros optaram pelo sistema de gestão plena, vários avanços foram observados. Nessa época, cinco estados atuavam no sistema de gestão avançada estadual, e sete, na condição de gestão plena. Problemas de gestão, planejamento e organização motivaram várias discussões com os gestores, o que culminou com a edição da Norma Operacional da Assistência à Saúde n. 01/2001 (NOAS/SUS n. 01/2001), instituída pela portaria GM/MS n. 95, de 26 de janeiro de 2001 (Brasil, 2001).

O documento representou o resultado de amplos debates ocorridos durante um tempo bastante longo, no qual estiveram envolvidos o Ministério da Saúde, o Conselho Nacional de Secretários de Saúde (Conass) e o Conselho Nacional de Secretários Municipais de Saúde (Conasems). O fator primordial das discussões envolveu questões de acesso da população à atenção básica de saúde, bem como situações relacionadas à regionalização e à organização do sistema de forma mais ampla.

O conjunto de estratégias apresentadas na NOAS/SUS n. 01/2001 articula-se em torno do pressuposto de que, por ocasião da implantação do SUS, a ampliação das responsabilidades dos municípios para a garantia de acesso da população aos serviços da atenção básica, a regionalização e a organização funcional do sistema eram os elementos centrais para o avanço do processo. Assim, a referida norma teve como propósito principal proporcionar a equidade na alocação de recursos e a melhoria do acesso da população às ações e serviços de saúde em todos os níveis de atenção.

A questão da regionalização foi outro fator estratégico contemplado na hierarquização dos serviços de saúde. Buscava-se proporcionar maior equilíbrio em todos os níveis de atenção que a demanda populacional exigia. A norma definiu ainda as prioridades de intervenção em conformidade com o grau de necessidade da população, garantindo, dessa forma, o acesso de todos aos diversos níveis de atenção à saúde. Estabeleceu também medidas prioritárias no que diz respeito à assistência às gestantes durante e após o período de gestação.

A norma também contemplou questões como: acompanhamento em relação ao crescimento e ao desenvolvimento infantil; melhor atenção a todas as faixas etárias da população, com ações promocionais e prevenção de doenças; acompanhamento de doentes em situação aguda ou crônica – tanto no nível clínico quanto no cirúrgico; urgências e emergências ambulatoriais de pequeno porte; tratamento de indivíduos com problemas mentais e psicossociais; controle de pacientes com problemas bucais de maior frequência; e criação da farmácia básica para distribuição de medicamentos. Estabeleceu ainda elementos associados aos procedimentos para serviços de média complexidade, realizados por meio de atividades ambulatoriais de apoio diagnóstico e terapêutico e de internação hospitalar.

Em 27 de fevereiro de 2002, foi publicada a Norma Operacional da Assistência à Saúde n. 01/2002 (NOAS/SUS n. 01/2002), instituída pela Portaria GM/MS n. 373, de 27 de fevereiro de 2002, que "resulta do contínuo movimento de pactuação entre os três níveis de gestão, visando o aprimoramento do Sistema Único de Saúde" (Brasil, 2002b).

Diversas mudanças foram estabelecidas desde então. Entre elas a compensação de autorizações para internação hospitalar intermunicípios e acordos especiais em casos de maior volume. Igualmente, foram criados limites financeiros para cada estado e o Distrito Federal no que diz respeito aos gastos assistenciais. As novas portarias trataram ainda dos recursos e sua forma de gestão para o estabelecimento de hemocentros, laboratórios de referência e controle de qualidade, serviços de vigilância sanitária e epidemiológica.

As últimas portarias publicadas pelo SUS no ano de 2017 têm finalidades múltiplas. A Portaria n. 2.563, de 3 de outubro 2017:

> *Regulamenta a aplicação de recursos de programação para financiamento do Transporte Sanitário Eletivo destinado ao deslocamento de usuários para realizar procedimentos de caráter eletivo no âmbito do Sistema Único de Saúde (SUS).* (Brasil, 2017e)

Já a Portaria n. 1.727, publicada em 11 de julho de 2017, "Aprova o Plano Nacional de Assistência à Criança com Cardiopatia Congênita" (Brasil, 2017c). Essa última portaria contempla ações que favorecem as questões de diagnóstico, tratamento e recuperação de crianças e adolescentes que apresentem tal condição, com vistas à redução dos índices de mortalidade dessa população. Outra portaria de grande relevância é a de n. 895, de 31 de março de 2017, a qual

> *Institui o cuidado progressivo ao paciente crítico ou grave com os critérios de elegibilidade para admissão e alta, de classificação e de habilitação de leitos de Terapia Intensiva Adulto, Pediátrico, Unidade Coronariana,*

Queimados e Cuidados Intermediários Adulto e Pediátrico no âmbito do Sistema Único de Saúde (SUS). (Brasil, 2017b)

Detalhando a referida portaria, foram credenciadas Unidades de Terapia Intensiva (UTIs) e Unidades de Cuidados Intermediários (UCIs) no sentido de prestarem atendimento nas mencionadas situações de gravidade. Os serviços devem ser regulamentados pela Secretaria de Atenção à Saúde para fins de ressarcimento a quem de direito, com os recursos sendo repassados às Secretarias de Saúde nos âmbitos estadual e municipal.

Como percebemos, as Secretarias Municipais de Saúde se revestem de uma complexidade razoável para a conformidade da gestão de modo geral e para o desencadeamento das ações em seu âmbito de abrangência. O fator complicador reside, sobretudo, na disponibilidade de recursos que sejam suficientes para a gestão e cobertura da sua própria estrutura, tanto no campo preventivo e de recuperação da saúde da população quanto nas ações de vigilância epidemiológica e sanitária. Da mesma forma, isso se aplica às questões relacionadas ao estabelecimento de convênios firmados com uma extensa rede de prestadores de serviços, como a rede hospitalar, os serviços de emergência, os setores laboratoriais (análises clínicas e patológicas) e os serviços de diagnóstico e tratamento.

Para a efetividade da gestão, as Secretarias Municipais devem estar sempre atualizadas e em sintonia com a legislação, diariamente publicada pelo Ministério da Saúde (normas operacionais e portarias específicas), e com a respectiva Secretaria Estadual da Saúde representada em cada município. O objetivo fundamental é o seguimento das normas estabelecidas para que as práticas não incorram em irregularidades. Atenção deve ser dada aos contratos mantidos com a rede conveniada, a qual também deve seguir dentro do devido rigor as normas e portarias devidamente estabelecidas, e também em relação à fiscalização e à auditoria nas unidades próprias e naquelas ligadas aos consórcios intermunicipais de saúde.

Síntese

Conforme pudemos constatar, hospitais e serviços que atendem parcial ou exclusivamente pelo SUS são organizações como quaisquer outras. Devem apresentar forte gerenciamento, o qual contemple de forma adequada o planejamento, a organização, a direção e o controle de suas atividades. De igual maneira, não obstante o grau de exigência estar cada vez maior nessas organizações, elas não podem deixar de lado sua missão e seus valores.

O uso de estratégias mais adequadas para o atingimento de resultados também é de fundamental importância. Apesar das dificuldades nas relações com os órgãos públicos no que tange ao cumprimento das normas, essas instituições devem objetivar seus resultados e realizar ações que garantam os objetivos previamente estabelecidos.

Questões para revisão

1. A adoção do modelo de gestão estratégica tanto em hospitais particulares quanto em hospitais públicos:
    a) pode trazer um conjunto de confusões, visto que não há qualquer direcionamento para objetivos claros quando se utiliza esse modelo de gestão.
    b) traz inúmeros benefícios, visto que direciona as ações de forma mais clara e objetiva, conectando todos os atores de maneira conjunta e transformando-os em indivíduos comprometidos com o trabalho de equipe.

c) não se aplica devido ao seu grau de complexidade, característica exclusiva das grandes corporações industriais.
d) não é interessante, visto que não existe uma forma clara de gestão nos estabelecimentos de saúde.
e) não conecta os colaboradores a ações mais comprometidas e responsáveis.

2. A gestão da cadeia de suprimentos em um hospital pode:
a) complementar a renda do estabelecimento, visto que representa uma estratégia que, se bem gerenciada, pode economizar expressivos recursos à organização.
b) trazer inúmeros prejuízos, pois representa o aumento constante de gastos com materiais e medicamentos.
c) proporcionar resultados expressivamente negativos, visto que nenhum gerenciamento é possível quando se busca qualquer forma de estratégia vantajosa a um hospital nesse segmento.
d) aumentar significativamente as despesas de um hospital.
e) causar a despadronização no uso de materiais e medicamentos.

3. É possível efetivar resultados em uma organização hospitalar que mantenha 100% de sua estrutura a serviço de pacientes com cobertura pelo SUS?
a) Não. A tendência de um hospital destes é fechar as portas mesmo que tenha boas estratégias de gestão.
b) Sim. É possível viabilizar uma organização nessas condições, desde que ela adote uma estrutura funcional enxuta, bem estruturada e que trabalhe com estratégias e objetivos

bem definidos, sobretudo baseados num planejamento rígido e bem concebido.
c) Não. Apesar de adotar as mais corretas estratégias, a sistemática adotada pelo SUS não viabiliza qualquer estrutura hospitalar.
d) Não. A incompatibilidade entre receitas e despesas é nociva a uma organização, ainda que bem administrada.
e) Não. Trata-se de um risco eminente que não encontra consistência alguma em quaisquer ações administrativas.

4. Ao gestor que reúne um conjunto de habilidades e competências indispensáveis para uma ótima atuação em um hospital universitário, é preciso um acesso mais constante a um bom sistema de informações gerenciais. Sobre essa afirmação, assinale a alternativa correta:
a) Trata-se de uma afirmação no mínimo irrelevante, pois o gestor não terá tempo hábil para tal.
b) A afirmação é extremamente importante e é preciso que de maneira contínua um gestor acesse um bom sistema de informações gerenciais, as quais sejam claras, precisas e consistentes.
c) A afirmação refere-se ao fato de que um gestor não precisa dispor de informações gerenciais se souber realizar detalhadamente uma boa análise de risco.
d) A colocação é equivocada porque as informações gerenciais nem sempre estarão disponíveis ao gestor hospitalar.
e) A afirmativa não se aplica à maioria das organizações, que não democratiza as informações gerenciais.

5. O gerenciamento do SUS apresenta um expressivo grau de complexidade, principalmente quando um hospital tem baixo nível de ocupação e baixos níveis de rotatividade de pacientes. A respeito dessa afirmação, assinale a alternativa correta:
   a) As boas práticas de gestão hospitalar recomendam que um hospital mantenha percentuais de ocupação de seus leitos sempre acima de 80% e com a melhor rotatividade de pacientes possível, visto que a média e a longa permanência oneram sensivelmente os custos hospitalares.
   b) Não existe maneira ou forma de se estabelecer a medida da ocupação hospitalar e tampouco dos índices que possam medir a rotatividade de pacientes.
   c) A rotatividade de pacientes é um elemento irrelevante na questão do impacto nos custos hospitalares.
   d) Procedimentos de alto custo e que demandem maior número de dias de internação de um paciente não são relevantes ao cálculo do custo hospitalar.
   e) Uma baixa taxa de ocupação, com baixa rotatividade, podem ser fator de sucesso na gestão de um hospital.

Questão para reflexão

1. Você pôde perceber pelo conteúdo deste capítulo que a gestão do SUS é algo complexo e que exige de um hospital, por exemplo, um sistema de monitoramento bem estruturado para o estabelecimento de todos os controles. Reflita sobre o que mais lhe chamou a atenção e posicione-se como gestor diante das diversas situações, por exemplo, na questão

dos controles essenciais e da gestão da qualidade percebida pelo cliente. Analise a importância da gestão das equipes de trabalho e a atividade de conectividade e comprometimento de todos e cada um nesse trabalho altamente complexo da rotina. Comente sobre como a questão da integração entre todos da área administrativa, médica e de enfermagem pode contribuir para que essa conexão realmente se estabeleça em prol do paciente.

Para saber mais

PARANÁ. Secretaria de Saúde. **Manual do HOSPSUS**: Programa de Apoio e Qualificação de Hospitais Públicos e Filantrópicos do Sistema Único de Saúde do Paraná. Curitiba, 2011. Disponível em: <http://www.saude.pr.gov.br/arquivos/File/HOSPSUS/MANUAL_HOSPSUS.pdf>. Acesso em: 18 fev. 2019.

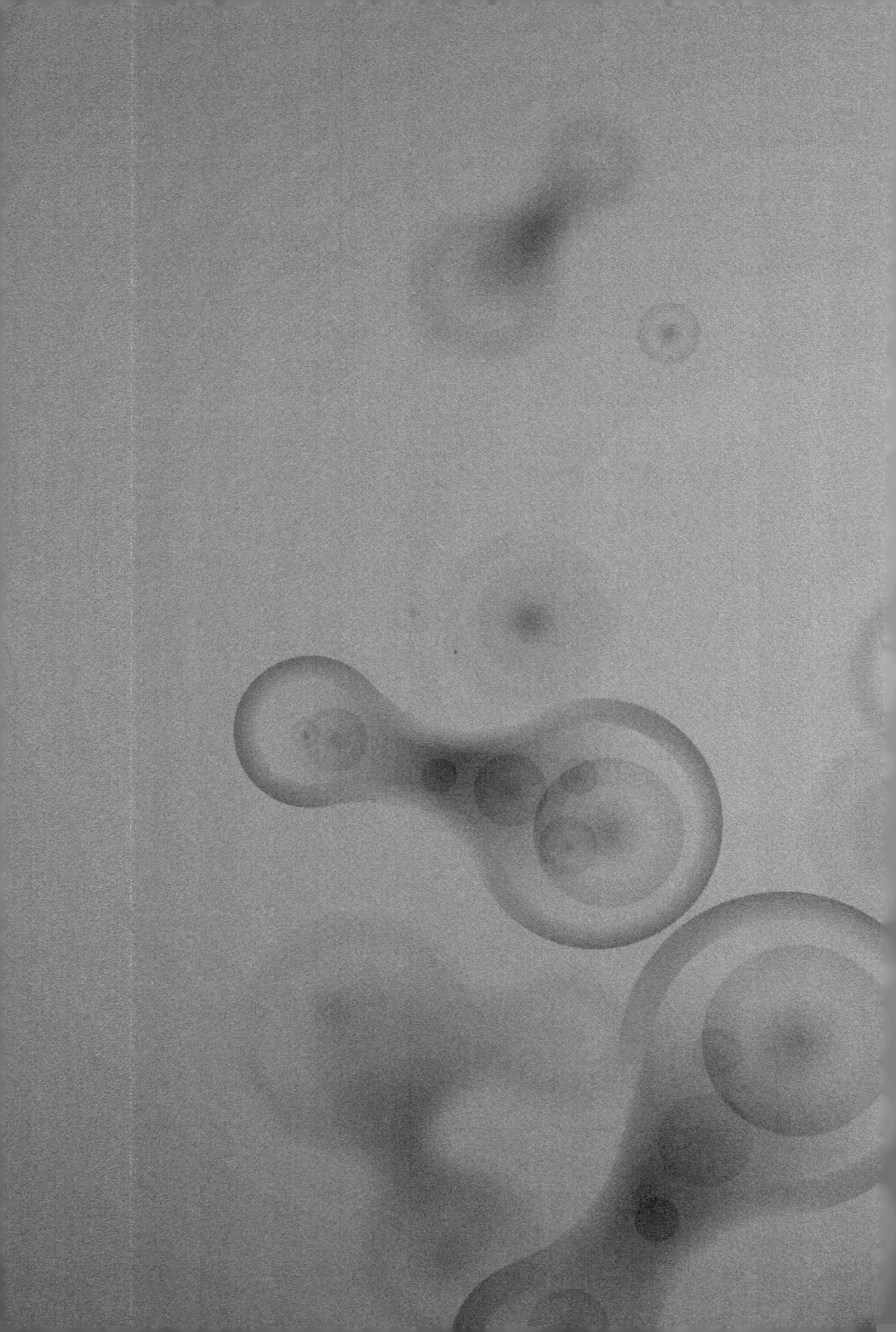

Estudo de caso

Consideramos nesta obra o grau de complexidade na gestão de serviços de saúde, principalmente dos estabelecimentos que se dedicam quase integralmente ao Sistema Único de Saúde (SUS). Embora a legislação esteja compatível com os reais propósitos do sistema, os recursos disponibilizados são insuficientes e incompatíveis com as reais necessidades de organizações do setor da saúde. O presente estudo de caso é um exemplo real de um trabalho desenvolvido em um hospital da Região Metropolitana de Curitiba, no qual uma equipe de gestores aceitou o desafio de realizar uma gestão de caráter científico, baseado em planejamento, criação de objetivos e estratégias específicas com vistas a implementar ações que viabilizassem o hospital dentro de suas características.

O projeto tem sido realizado com muito empenho e busca efetiva de resolutividade em suas ações, apesar das constantes mudanças impostas pelas portarias e normas operacionais. Em um projeto como este, os gestores precisam ser sabedores do grau de exigência das autoridades sanitárias, cujas ações exigem uma sintonia muito fina com todos os sistemas de informação para que tudo seja observado com o máximo de detalhes e absoluta precisão no dia a dia. Por isso, o projeto vem se viabilizando e se desenvolvendo, transformando-se gradativamente em referência, com ótimos serviços prestados e reconhecida qualidade dentro da comunidade-alvo.

1 Introdução

Com um pensamento sistêmico abrangendo a administração hospitalar, a sociedade e os desafios que envolvem a saúde no Brasil nos aspectos político e econômico, a equipe que assumiu o mencionado desafio elaborou um planejamento estratégico para a gestão de um hospital municipal localizado na Região Metropolitana de Curitiba.

Com a tarefa de estruturar todas as unidades do hospital, cumprindo as exigências legais e respeitando o ser humano, foi definida a missão do estabelecimento, que, a exemplo de outros hospitais, procura o máximo em termos de prestação de serviços de saúde médico-hospitalar com qualidade, pautada sempre nos princípios éticos e na valorização humana como um todo.

Por meio do planejamento estratégico, iniciou-se o mapeamento de todos os processos desenvolvidos na instituição, a implantação das comissões internas, a definição de planos de ação, políticas, protocolos, indicadores, desenvolvimento de pessoal, gerenciamento de risco e demais necessidades, sempre alinhando esses aspectos com o orçamento e as exigências do contrato de gestão estabelecido com o município-sede onde o hospital está localizado. Tornar um hospital viável de forma continuada: eis o grande desafio do administrador hospitalar e da gestão pública, pois a assistência aos doentes internados é o principal indicador de qualidade do hospital.

A Associação Americana de Hospitais (*American Hospital Association* –AHA), em um de seus artigos publicados, adverte os administradores que, enquanto estes participam de reuniões, os pacientes podem estar caindo da janela do hospital. Isso significa que a vigilância sobre os doentes internados deve envolver todos os que trabalham ali, à luz do pensamento de que o administrador deve introduzir e controlar sua aplicação (Cherubin, 2012).

2 Sobre os esforços de gestão

Para envidar todos os esforços de gestão necessários a tornar viável o trabalho desenvolvido pela equipe contratada para tal missão, foi criado um instituto como base jurídica mantenedora das atividades do referido estabelecimento. Dessa forma, a referida pessoa jurídica foi assim definida como uma organização social voltada à saúde e que realiza um importante trabalho de gestão de instituições de saúde públicas e privadas. Está apta a prestar serviços de prevenção, proteção e promoção nas áreas de assistência social e de saúde por meio de gestão de hospitais, clínicas, unidades de referência e de pronto-atendimento, promovendo a boa gestão médico-hospitalar e o bem-estar dos pacientes, com excelência no atendimento.

O lema do instituto é "Respeito à Vida", que significa respeito a todas as formas de vida, seres humanos, fauna e flora do planeta Terra. A missão dele é respeitar e preservar toda a forma de vida.

3 Sobre os esforços de gestão desenvolvidos no hospital

O hospital foi inaugurado em 2008, e o instituto assumiu a gestão plena dele no mesmo ano. Desde então, diversas ações foram promovendo a melhoria da qualidade assistencial e médica, o que lhe proporcionou a conquista de diversas certificações de qualidade. Sua taxa de ocupação é de 80% sobre o total dos 100 leitos disponíveis. É o único hospital do município atendendo exclusivamente pelo SUS. Noventa por cento dos atendimentos são realizados em moradores da cidade, atendendo casos de baixa e média complexidade. É referência em casos de urgência e emergência do Serviço de Atendimento Móvel de Urgência

(Samu), do Serviço Integrado de Atendimento ao Trauma em Emergência (Siate), da Unidade de Pronto Atendimento (UPA), do Pronto Atendimento Infantil (PAI) e das Unidades Básicas de Saúde (UBS) do município e no atendimento à gestante de alto risco. Presta serviços nas mais diversas especialidades e ainda tem o Serviço de Apoio Diagnóstico e Terapêutico (SADT), que atende à demanda interna (pacientes). Diversos desses serviços são ofertados à demanda externa, ou seja, a toda a população do município e arredores. Conta com 100 leitos para internação, dos quais 20 de terapia intensiva (adulto e neopediátrico). Realiza mensalmente, em média, 550 internações, 150 partos, 10 mil exames, 190 cirurgias, mil atendimentos ambulatoriais e mil atendimentos no pronto socorro geral e obstétrico.

4 Aspectos principais que tornam um hospital viável

O planejamento estratégico é, sem dúvida, o ponto inicial para tornar um hospital viável, pois, por meio desse delineamento, são definidas as metas e fixados os caminhos a serem percorridos. A implantação e a avaliação, complementadas por organização, comando, coordenação e controle daquilo que foi planejado, são a garantia do sucesso, ou seja, de resultados alcançados.

Outro aspecto fundamental são os recursos financeiros devidamente orçamentados e disponibilizados, lembrando que estes são limitados e devem estar em conformidade com o que foi planejado. Uma boa gestão desses recursos é imprescindível, sempre buscando direcioná-los às principais prioridades. Pensando nisso, o instituto iniciou a gestão do hospital tendo como ênfase primordial um bem estruturado sistema de informações, o qual pudesse gerar relatórios objetivos e explícitos sobre a situação do hospital de forma periódica. Com esse instrumento devidamente implementado e adequado às necessidades, as informações gerenciais foram orientando as diretrizes estratégicas voltadas à melhoria contínua dos resultados.

a) **Impactos financeiros na instituição**: Os estoques constituem uma conta de vital importância no que se refere ao ativo circulante das empresas e influenciam diretamente sua capacidade de liquidez. Na gestão hospitalar isso não é diferente. No caso específico deste estudo de caso, um diferencial bastante significativo foi exatamente o foco das ações voltadas à otimização do gerenciamento dos estoques. O objetivo principal é uma integração plena, estratégica e flexível ao longo de toda a cadeia, evitando desperdícios de materiais, de medicamentos e de estoques desnecessários.

b) **Planejamento de compras e controle do estoque**: A diretiva dos planos de ação direcionados a compras e estoques visou sobretudo à questão da disposição do produto ou do serviço certo, no lugar certo, no tempo certo e nas condições desejadas, ao mesmo tempo em que fornece maior contribuição à eficiência da organização hospitalar. Dentro dessa mesma linha, há sempre a busca de preços mais adequados nas aquisições, além do alto giro do estoque e da consistência de qualidade e bons registros. Esse é o desafio da logística hospitalar, que conta hoje também com a ferramenta *lean* aplicada à gestão desse tipo de estabelecimento.

De igual maneira, para o acompanhamento das ações e estratégias estabelecidas no planejamento de compras, é necessário um sistema de informações confiável, no qual as entradas e as saídas tenham os registros efetivados em tempo real e forneçam relatórios gerenciais altamente consistentes. Para aprimorar os processos de compras e controles de estoque, foram desenvolvidas as seguintes ações:

I. Revisão dos cadastros no sistema de informações escolhido de acordo com a padronização definida. Ficou estabelecido que os cadastros de materiais e medicamentos no sistema seriam realizados somente pela contabilidade e pela coordenação de logística para evitar erros nos respectivos registros.

II. Revisões no sistema em relação a estoques mínimos, estoques máximos e ponto de pedido realizadas sempre de acordo com o consumo médio mensal, o prazo de entrega do fornecedor, entre outros; manutenção da classificação no sistema de curvas A, B, C, ou *curva de Pareto*, no cadastro de materiais; classificação X, Y e Z, definindo criticidade dos diversos itens.

III. Aperfeiçoamento da integração dos processos de compras no sistema, desde levantamento da necessidade de compra, solicitação de compra, cotação, ordem de compra, alçadas de aprovação da ordem de compra e entrada da nota fiscal.

IV. Aquisição de um sistema de plataforma de compras, o que deixa o processo com maior transparência, maior poder de negociação, melhor disponibilidade dos diversos relatórios gerenciais com informações precisas para as tomadas de decisão e o acompanhamento de todo o processo.

c) **Processos implantados visando à redução de custos**: Com vistas à otimização da disponibilização e da utilização dos estoques de materiais e medicamentos, da redução de custos e do alinhamento de processos de maneira geral, foram estabelecidas e implementadas as seguintes ações:

I. Revisão da padronização de materiais e medicamentos utilizados no hospital, contando com a participação da equipe médica, da enfermagem e farmácia, e constituição de uma Comissão de Padronização em que todos os parâmetros fossem devidamente estabelecidos e acordados.

II. Criação e implantação da Comissão de Gestão de Custos, com a participação de colaboradores dos diversos setores e funções envolvidos nesses processos. O foco principal foi a racionalização e a eliminação dos desperdícios de maneira geral – como luz, água, telefone, materiais e medicamentos, entre outros –, bem como o desenvolvimento de ações de melhoria continuada nas unidades de internação.

III. Padronização das quantidades mínimas e máximas de materiais e medicamentos a serem disponibilizados para a utilização coletiva nas unidades de internação, com base no consumo médio mensal.

IV. Realização de auditorias nas unidades de internação pela Comissão de Gestão de Custos com a ajuda de um *checklist* para verificação de excessos de materiais e medicamentos não utilizados, com base nas quantidades mínimas e máximas previamente definidas. Nessas auditorias, as equipes são orientadas em relação às práticas de dispensação e consumo consciente. Todo material em excesso é recolhido, devolvido aos estoques e devidamente contabilizado, bem como as informações valoradas inseridas no indicador do sistema da qualidade. Com base nesses dados, são definidas as necessárias ações em reuniões da Comissão de Custos.

V. Estabelecimento da padronização dos diversos *kits* de materiais e medicamentos utilizados no hospital em reuniões de interação de processos realizadas quinzenalmente com as equipes de enfermagem e farmácia. Dessa forma, a eliminação dos estoques nas unidades de internação permite maior e melhor controle. Todos esses materiais e medicamentos, uma vez padronizados, são devidamente inseridos no sistema de informação para o melhor gerenciamento da cadeia de suprimentos.

VI. Implementação da prescrição eletrônica no modo de atendimento direto. Assim, o sistema só permite dispensar o que estiver efetivamente prescrito, bloqueando o atendimento a quantidades de medicamentos diferentes daquele prescrito e solicitado pelo médico responsável e evitando trocas na dispensação de medicamentos.

VII. Cadastro no sistema de informações – os materiais necessários para a administração daquele produto na via solicitada são limitados à respectiva prescrição médica pelo profissional responsável, controlando-se as solicitações de materiais e fármacos em excesso.

VIII. Redução de custos, tarefa para a qual a farmácia clínica tem um papel expressivo. A experiência de muitas farmácias de manipulação e assemelhadas anexas aos hospitais tem trazido substanciais diferenças nos indicadores financeiros dessas instituições. O indicador de farmacoeconomia visa à otimização do uso de recursos financeiros sem que haja prejuízo na qualidade do tratamento com medicamentos. Mediante análises das prescrições, é possível apontar medicamentos com estabilidade diferenciada. Assim que estes são identificados, a equipe de enfermagem é orientada pelas farmacêuticas mediante as informações necessárias quanto à estabilidade e ao armazenamento do produto para aquele procedimento. Em todo o tratamento é realizado o acompanhamento dos indicadores de farmacoeconomia.

IX. Cadastro de estabilidade e armazenamento no sistema de informações gerenciais – a mais recente melhoria implantada. O registro é realizado diretamente na respectiva prescrição.

X. Substituição – feita na farmaeconomia – de medicamentos com a administração por meio de via endovenosa ou via oral, quando estabelecido pelo médico prescritor, gerando redução significativa nos custos e melhoria no conforto ao paciente.

d) **Gerenciamento de resíduos**: Este, quando benfeito, também pode ser um grande aliado da instituição das reduções de custo e no impacto ambiental. A listagem a seguir apresenta algumas das ações realizadas ao longo da gestão do instituto no hospital:

I. Revisão do Programa de Gerenciamento de Resíduos de Serviços de Saúde – promovida pela comissão de resíduos, formada por colaboradores de diversos setores e funções –, de acordo com a Resolução do Conselho Nacional do Meio Ambiente (Conama) n. 358, de 29 de abril de 2005 (Brasil, 2005), e do Ministério da Saúde, por meio da RDC n. 304/2006, legislações em vigor.

II. Mapeamento minucioso de todo o resíduo gerado dentro de cada unidade hospitalar, adequando os processos conforme as necessidades específicas de cada setor.

III. Promoção de ações de conscientização a todos os colaboradores. A comissão de resíduos realizou ainda durante todo o ano treinamentos e eventos como a semana do meio ambiente e diversas outras iniciativas de sustentabilidade. Esse trabalho vem sendo feito de maneira continuada com todos os colaboradores, o que resultou em importante redução de descartes incorretos.

e) **Sistema de gestão de documentos**: Outro sistema implantado foi o de gestão de documentos, com o gerenciamento do Núcleo de Gestão da Qualidade (NGQ). Todos os processos mapeados foram inseridos no sistema de informações, além da elaboração das instruções de trabalho, manuais, formulários, fluxos e protocolos, entre outros, tudo organizado pela gerência e por cada setor. Coube ao NGQ a tarefa de controlar esses documentos no que tange a padronização, versão e cópias, medida que representou um aperfeiçoamento importante no sistema utilizado pelo instituto no afã de planejar suas atividades e evidenciar seu gerenciamento. No mesmo sistema foram inseridos todos os planos de ação que fazem parte do planejamento estratégico nas perspectivas da sociedade, processos internos, gestão de pessoas e financeira.

f) **Indicadores**: O instituto mantenedor do hospital inseriu os respectivos indicadores no sistema – um método representativo que quantifica as entradas, as saídas e o desempenho de processos da instituição como um todo. São utilizados para o acompanhamento e melhoria dos resultados ao longo do tempo. Os indicadores foram classificados em dois tipos:

I. Indicadores de risco, que medem um risco de acordo com o respectivo gerenciamento aplicado a essa finalidade – por exemplo, indicador de infecção hospitalar.
II. Indicadores de processo, que medem o respectivo processo de uma das atividades – por exemplo, indicador de satisfação do usuário. Os indicadores também são monitorados dentro do sistema de informações.

g) **Gerenciamento do risco**: Com base na necessidade de sistematizar os processos envolvendo a gestão dos riscos, o NGQ, em parceria com a Comissão de Gerenciamento de Riscos (CGR), desenvolveu um plano de trabalho baseado nas exigências da Portaria n. 529, de 1º de abril de 2013 (Brasil, 2013b), e do Manual Brasileiro de Acreditação da Organização Nacional de Acreditação (ONA). Primeiramente, foram mapeados todos os riscos da instituição e para cada um deles definidos os fatores de risco, ou seja, as possíveis atitudes e situações que proporcionam de fato um estado de risco para a instituição. A partir daí, também foram classificadas as práticas de controle, que são ações que devem ser realizadas pelos profissionais a fim de evitar ou minimizar a probabilidade de ocorrência de riscos. Trimestralmente são realizadas auditorias internas em 42 unidades de negócio do hospital, avaliando o efetivo cumprimento das práticas de controle. Para gerenciar os resultados, os dados são lançados no sistema, e a cada ciclo de auditoria, gerado um relatório global. Como resultado desse trabalho, foram mapeados 139 tipos de riscos e 280 fatores de risco, bem como identificadas 303 práticas de controle. A cada ciclo, de acordo com o resultado, são abertas ações corretivas para os gestores responsáveis pelas unidades de negócio, a fim de que as não conformidades sejam devidamente corrigidas. Com a implantação do gerenciamento de riscos e a realização das auditorias, foi possível perceber que, com a definição e a realização das práticas de controle, a assistência ao paciente torna-se mais segura. Notou-se também a necessidade de aumentar ou diminuir a quantidade de práticas de controle. A utilização de *software* apropriado possibilitou ao NGQ vários benefícios, entre eles a análise dos resultados e a elaboração dos relatórios gerenciais, bem como a otimização de tempo, possibilitando que o gerenciamento de riscos aconteça visando à efetiva melhoria contínua. A metodologia detalhada neste estudo de caso foi apresentada pela direção do hospital no "V Seminário da Qualidade em Hospitais Públicos do Paraná" e obteve o terceiro lugar na classificação entre os 36 hospitais participantes do evento.

h) **Notificações ou ocorrências:** O sistema de notificação, também conhecido por *ocorrências*, serve para gerenciar os fatos que ocorrem no hospital e que fogem às expectativas. Trata-se de situações como a quebra de contrato da interação de processos, eventos denominados *sentinela*, e outras situações relacionadas à hematologia – por exemplo, reações decorrentes de medicamentos e até mesmo as más condições de equipamentos que são devidamente registradas.

i) **Interações de processos:** Cada setor do hospital tem processos que estão interligados com os de outras áreas, quer para receber uma informação ou serviço de outro setor, quer para fornecê-los. Essas rotinas foram denominadas *interação de processos*, os quais são firmados e formalizados entre os responsáveis pelas áreas por meio de um documento específico. Tal documento, que funciona como um contrato, foi criado para que os fornecedores e clientes também tenham seus acordos devidamente registrados e, assim, busquem melhor interação entre os processos das respectivas áreas.

j) **Implantação das Comissões**: A implantação das comissões como qualidade de vida e humanização, entre outras de exigência legal, foi uma grande aliada da administração. As comissões foram formadas por colaboradores de diversos setores e funções. Assim o aprofundamento das informações e sugestões que foram surgindo ao longo das reuniões realizadas trouxe melhoria contínua aos processos e ao desenvolvimento dos colaboradores. Desses encontros também emanam ações como treinamentos e eventos que são acompanhados pelo Núcleo de Educação Permanente (NEP) do hospital.

k) **Treinamentos, consolidação da informação**: O treinamento é um dos meios para o desenvolvimento de competências das pessoas a fim de que se tornem mais produtivas, criativas e inovadoras e correspondam aos objetivos e anseios organizacionais. As implantações citadas neste estudo de caso somente foram possíveis graças ao envolvimento das equipes diversas mediante treinamentos realizados. Coube ao NEP do hospital identificar com os gestores as necessidades de treinamentos e a elaboração do Plano Anual de Treinamento (PAT). Com uma meta institucional de treinamentos 2h/homem/mensal, o hospital oferece capacitação aos colaborados durante todo o ano.

5 Concluindo o presente estudo de caso

O administrador hospitalar assertivo é determinado e define com muita clareza aonde quer chegar. Envolve os colaboradores nos processos, promovendo o comprometimento de todos nas diversas ações para que a missão da empresa seja efetivamente alcançada. As ações voltadas à assertividade estão presentes em toda a instituição devido à quantidade e à diversidade de atividades desenvolvidas. Por esse motivo, o lema do instituto mantenedor do hospital é "Respeito à Vida". Os processos são desenvolvidos por pessoas, por isso, tornar um hospital viável é respeitar o ser humano, motivando-o a ser sempre o melhor profissional e, desse modo, manter o paciente sempre satisfeito.

Para concluir...

A presente obra procurou fazer um apanhado geral sobre a legislação brasileira aplicada à área da saúde. Para tanto, focou os principais aspectos preconizados na lei referente aos vários campos de atuação das organizações na área. A ênfase foi dada à participação do Estado como financiador da maioria das ações e da iniciativa privada, tendo como foco principal os planos de saúde como alternativa e opção para a cobertura dos serviços àqueles que por eles resolvem optar ou têm a oportunidade de fazê-lo por intermédio das empresas que os concedem como benefício aos seus colaboradores.

Concluímos que a legislação brasileira em sua própria concepção busca dar plena cobertura a todas as necessidades da população, trazendo no seu bojo um amplo espectro aplicável a toda uma rede de atendimentos, tanto de caráter ambulatorial quanto emergencial, hospitalar e dos serviços auxiliares de diagnóstico e tratamento.

Verificamos que a legislação por si só é muito bem concebida no Brasil, desde a Constituição Federal de 1988, complementada pelas diversas portarias, normas operacionais e demais documentos de caráter regulador. No entanto, o fator complicador reside em dois aspectos primordiais que necessitam de sérias providências em curto prazo: o orçamento da Federação, dos estados e dos municípios e as questões relacionadas à gestão dos serviços de saúde propriamente dita.

Vários equipamentos de saúde disponibilizados pelo Poder Público, principalmente, têm amplas condições para muito bem servir aos anseios de um bom atendimento à população. Todavia, por questões ligadas à gestão, carecem de uma revisão urgente de processos e de uma atuação mais estratégica dos seus recursos humanos, ainda muito distantes do foco principal, que é a humanização dos serviços de saúde prestados às centenas de milhares de usuários que buscam por serviços diuturnamente em todo o território nacional.

De igual maneira, podemos concluir que a criação da Agência Nacional de Saúde Suplementar como órgão regulador dos serviços de saúde com cobertura pelos planos privados também veio trazer maior segurança e garantia aos usuários, para que tudo seja disponibilizado em conformidade com as avenças contratuais estabelecidas. Também esse é um campo que vem requerendo melhores formas de gestão no afã de uma atuação mais estratégica das organizações e de seus respectivos gestores, para que atuem de forma mais efetiva e assegurem a satisfação plena dos usuários.

Em suma, podemos verificar que, em todos os sentidos, a legislação brasileira é efetivamente adequada, mas carece ainda das ações necessárias no campo da gestão e a devida cobertura orçamentária. O objetivo é que a saúde no Brasil seja efetivamente tratada como um patrimônio da população que dela necessita de forma constante e que dela deseja a plena eficácia de cobertura.

Lista de siglas

ABRAHUE	Associação Brasileira de Hospitais Universitários e de Ensino
AMB	Associação Médica Brasileira
ANS	Agência Nacional de Saúde Suplementar
APC	Associação Paranaense de Cultura
CCIH	Comissão de Controle de Infecção Hospitalar
CF	Constituição Federal
CGU	Controladoria Geral da União
CGR	Comissão de Gerenciamento de Riscos
Conama	Conselho Nacional do Meio Ambiente
Conasems	Conselho Nacional de Secretários Municipais de Saúde
Conass	Conselho Nacional de Secretários de Saúde
Cosaúde	Comitê Permanente de Regulação da Atenção à Saúde
Ebserh	Empresa Brasileira de Serviços Hospitalares
FNS	Fundo Nacional de Saúde
Ibope	Instituto Brasileiro de Opinião Pública e Estatística
IGH	Incentivo de Qualificação da Gestão Hospitalar
IPCA	Índice Nacional de Preços ao Consumidor Amplo
IVH	Índice de Variação Hospitalar
NEP	Núcleo de Educação Permanente
NGQ	Núcleo de Gestão da Qualidade
Noas	Norma Operacional da Assistência à Saúde
ONA	Organização Nacional de Acreditação
ONGs	Organizações não governamentais
PAI	Pronto Atendimento Infantil
PAT	Plano Anual de Treinamento
PEC	Proposta de Emenda à Constituição

PNHOSP	Política Nacional de Atenção Hospitalar
RAS	Rede de Atenção à Saúde
SAC	Serviço de Atendimento ao Cliente
SADT	Serviço de Apoio Diagnóstico e Terapêutico
Samu	Serviço de Atendimento Móvel de Urgência
SIA/SUS	Sistema de Informações Ambulatoriais do Sistema Único de Saúde
Siate	Serviço Integrado de Atendimento ao Trauma em Emergência
Sinpas	Sistema Nacional de Previdência e Assistência Social
STF	Supremo Tribunal Federal
SUS	Sistema Único de Saúde
TCU	Tribunal de Contas da União
Tunep	Tabela Única Nacional de Equivalência de Procedimentos
UBS	Unidade Básica de Saúde
UCI	Unidade de Cuidados Intermediários
UPA	Unidade de Pronto Atendimento
UTI	Unidade de Terapia Intensifica

Referências

ALESSI, G. Entenda o que é a PEC 241 (ou 55) e como ela pode afetar sua vida. **El País**, São Paulo, SP, 13 dez. 2016. Disponível em: <https://brasil.elpais.com/brasil/2016/10/10/politica/1476125574_221053.html>. Acesso em: 28 fev. 2019.

ANASPS – Associação Nacional dos Servidores Públicos da Previdência e da Seguridade Social. **Agências da Previdência Social**. Disponível em: <http://pi.anasps.org.br/servicos/agencias-da-previdencia-social/>. Acesso em: 5 abr. 2019.

ANS – Agência Nacional de Saúde Suplementar. **Consulta Pública 61**: RN do Rol de Procedimentos e Eventos em Saúde. Disponível em: <http://www.ans.gov.br/participacao-da-sociedade/consultas-e-participacoes-publicas/consultas-publicas-encerradas/consulta-publica-61-rn-do-rol-de-procedimentos-e-eventos-em-saude>. Acesso em: 25 fev. 2019a.

_____. **Controle de acesso aos serviços de saúde**: o que o plano de saúde pode restringir. Disponível em: <http://ans.gov.br/a-ans/sala-de-noticias-ans/consumidor/781-controle-de-acesso-aos-servicos-de-saude-o-que-o-plano-de-saude-pode-restringir>. Acesso em: 25 fev. 2019b.

_____. **Dados gerais**: beneficiários de planos privados de saúde, por cobertura assistencial (Brasil – 2008-2018). 2018a. Disponível em: <http://www.ans.gov.br/perfil-do-setor/dados-gerais>. Acesso em: 25 fev. 2019.

_____. **Novo rol de cobertura dos planos de saúde entra em vigor**. 2 jan. 2018b. Disponível em: <http://www.ans.gov.br/aans/noticias-ans/consumidor/4279-novo-rol-de-cobertura-dos-planos-de-saude-entra-em-vigor>. Acesso em: 25 fev. 2019.

ANS – Agência Nacional de Saúde Suplementar. **Planos de saúde vão oferecer 18 novos procedimentos em 2018**. 7 nov. 2017. Disponível em: <http://www.ans.gov.br/sala-de-imprensa/releases/consumidor/4193-planos-de-saude-vao-oferecer-18-novos-procedimentos-a-partir-de-2019>. Acesso em: 25 fev. 2019.

BARALDI, P. **Gerenciamento de riscos empresariais**: a gestão de oportunidades, a avaliação de riscos e a criação de controles internos nas decisões empresariais. 2. ed. São Paulo: Elsevier; Campus, 2005.

BRASIL. Câmara dos Deputados. Proposta de Emenda à Constituição n. 241, de 15 de junho de 2016. Brasília, 15 jun. 2016. Disponível em: <https://www.camara.gov.br/proposicoesWeb/fichadetramitacao?idProposicao=2088351>. Acesso em: 25 fev. 2019.

_____. Constituição Federal (1988). **Diário Oficial da União**, Brasília, DF, 5 out. 1988. Disponível em: <http://www.planalto.gov.br/ccivil_03/Constituicao/Constituicao.htm>. Acesso em: 25 fev. 2019.

_____. Constituição Federal (1988). Emenda Constitucional n. 29, de 13 de setembro de 2000. **Diário Oficial da União**, Poder Legislativo, Brasília, DF, 14 set. 2000. Disponível em: <http://conselho.saude.gov.br/web_sus20anos/20anossus/legislacao/emendaconstitucionaln29.pdf>. Acesso em: 25 fev. 2019.

_____. Decreto n. 1.744, de 8 de dezembro de 1995. **Diário Oficial da União**, Poder Executivo, Brasília, DF, 11 dez. 1995. Disponível em: <http://www.planalto.gov.br/ccivil_03/decreto/Antigos/D1744.htm>. Acesso em: 25 fev. 2019.

_____. Lei n. 8.080, de 19 de setembro de 1990. **Diário Oficial da União**, Poder Legislativo, Brasília, DF, 20 set. 1990a. Disponível em: <http://www.planalto.gov.br/ccivil_03/leis/L8080.htm>. Acesso em: 25 fev. 2019.

BRASIL. Lei n. 8.142, de 28 de dezembro de 1990. **Diário Oficial da União**, Poder Legislativo, Brasília, DF, 31 dez. 1990b. Disponível em: <http://www.planalto.gov.br/ccivil_03/leis/L8142.htm>. Acesso em: 25 fev. 2019.

_____. Lei n. 8.212, de 24 de julho de 1991. **Diário Oficial da União**, Poder Legislativo, Brasília, DF, 25 jul. 1991a. Disponível em: <http://www.planalto.gov.br/ccivil_03/leis/L8212cons.htm>. Acesso em: 25 fev. 2019.

_____. Lei n. 8.213, de 24 de julho de 1991. **Diário Oficial da União**, Poder Legislativo, Brasília, DF, 25 jul. 1991b. Disponível em: <http://www.planalto.gov.br/ccivil_03/leis/L8213cons.htm>. Acesso em: 25 fev. 2019.

_____. Lei n. 8.666, de 21 de junho de 1993. **Diário Oficial da União**, Poder Legislativo, Brasília, DF, 22 jun. 1993a. Disponível em: <https://www.planalto.gov.br/ccivil_03/leis/l8666cons.htm>. Acesso em: 25 fev. 2019.

_____. Lei n. 8.742, de 7 de dezembro de 1993. **Diário Oficial da União**, Poder Legislativo, Brasília, DF, 8 dez. 1993b. Disponível em: <http://www.planalto.gov.br/ccivil_03/leis/l8742.htm>. Acesso em: 25 fev. 2019.

_____. Lei n. 9.656, de 3 de junho de 1998. **Diário Oficial da União**, Poder Legislativo, Brasília, DF, 4 jun. 1998. Disponível em: <http://www.planalto.gov.br/ccivil_03/Leis/L9656.htm>. Acesso em: 25 fev. 2019.

_____. Lei n. 12.550, de 15 de dezembro de 2011. **Diário Oficial da União**, Poder Legislativo, Brasília, DF, 16 dez. 2011. Disponível em: <http://www.planalto.gov.br/ccivil_03/_Ato2011-2014/2011/Lei/L12550.htm>. Acesso em: 25 fev. 2019.

_____. Lei Complementar n. 141, de 13 de janeiro de 2012. **Diário Oficial da União**, Brasília, DF, 16 jan. 2012. Disponível em: <http://www.planalto.gov.br/ccivil_03/leis/LCP/Lcp141.htm>. Acesso em: 25 fev. 2019.

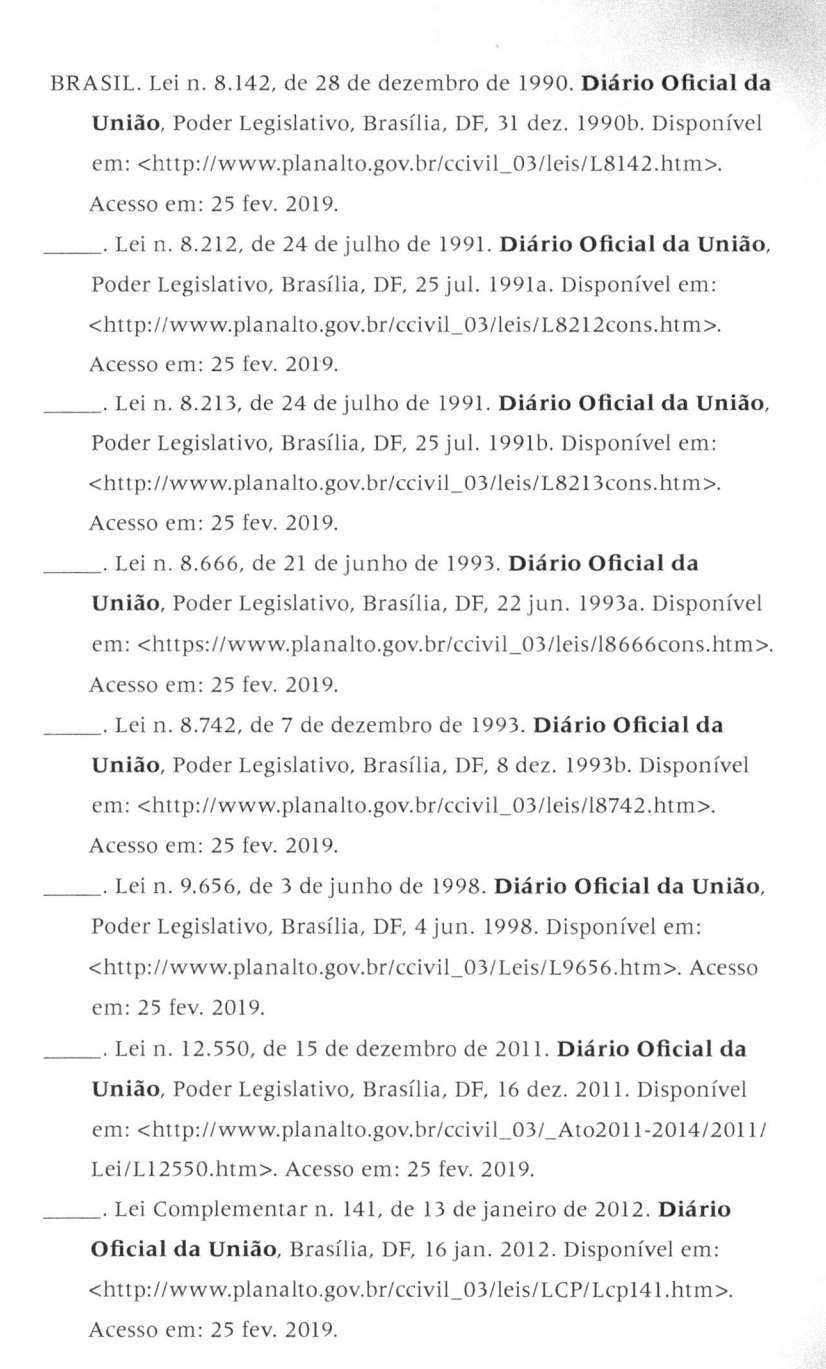

BRASIL. Ministério da Educação. **Hospitais universitários**. Disponível em: <http://portal.mec.gov.br/hospitais-universitarios>. Acesso em: 25 fev. 2019.

BRASIL. Ministério da Saúde. **ABC do SUS**: doutrinas e princípios. Brasília: Ministério da Saúde/Secretaria Nacional de Assistência à Saúde, 1990c. Disponível em: <http://www.pbh.gov.br/smsa/bibliografia/abc_do_sus_doutrinas_e_principios.pdf>. Acesso em: 25 fev. 2019.

_____. Agência Nacional de Saúde Suplementar. **Regulação & saúde**: estrutura, evolução e perspectivas da assistência médica suplementar. Rio de Janeiro: ANS, 2002a. Disponível em: <http://bvsms.saude.gov.br/bvs/publicacoes/regulacao_saude.pdf>. Acesso em: 25 fev. 2019.

_____. Agência Nacional de Vigilância Sanitária. **Manual Brasileiro de Acreditação**: organizações prestadoras de serviços hospitalares. Brasília, 2003a.

BRASIL. Ministério da Saúde. Conselho Nacional de Secretários de Saúde. **Para entender a gestão do SUS**. Brasília: CONASS, 2003b. Disponível em: <http://bvsms.saude.gov.br/bvs/publicacoes/para_entender_gestao.pdf>. Acesso em: 25 fev. 2019.

BRASIL. Ministério da Saúde. Instituto Nacional de Assistência Médica da Previdência Social. Resolução n. 258, de 7 de janeiro de 1991. **Diário Oficial da União**, Brasília, DF, 1991c. Disponível em: <http://siops.datasus.gov.br/Documentacao/Resolu%C3%A7%C3%A3o%20258_07_01_1991.pdf>. Acesso em: 25 fev. 2019.

_____. Resolução n. 273, de 17 de julho de 1991. **Diário Oficial da União**, Brasília, DF, 1991d. Disponível em: <http://siops.datasus.gov.br/Documentacao/Resolu%C3%A7%C3%A3o%20273_17_07_1991.pdf>. Acesso em: 25 fev. 2019.

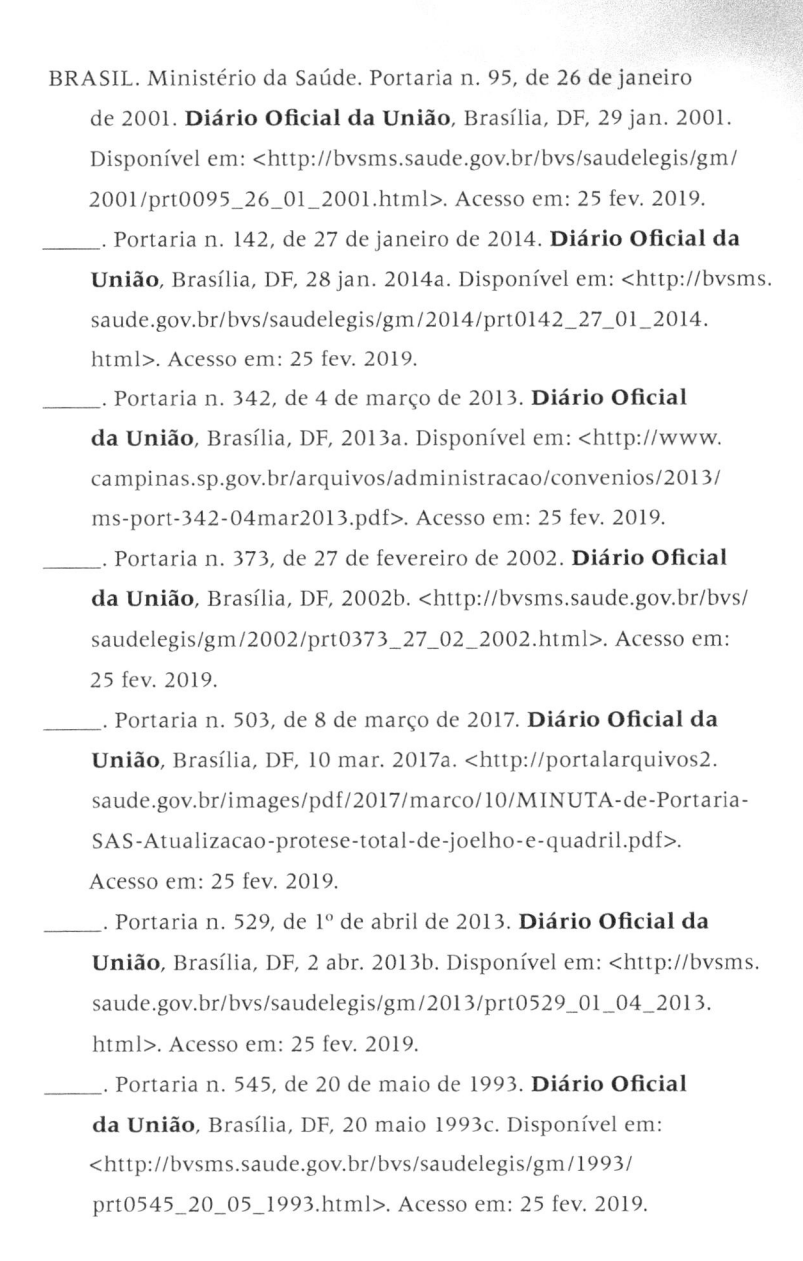

BRASIL. Ministério da Saúde. Portaria n. 95, de 26 de janeiro de 2001. **Diário Oficial da União**, Brasília, DF, 29 jan. 2001. Disponível em: <http://bvsms.saude.gov.br/bvs/saudelegis/gm/2001/prt0095_26_01_2001.html>. Acesso em: 25 fev. 2019.

_____. Portaria n. 142, de 27 de janeiro de 2014. **Diário Oficial da União**, Brasília, DF, 28 jan. 2014a. Disponível em: <http://bvsms.saude.gov.br/bvs/saudelegis/gm/2014/prt0142_27_01_2014.html>. Acesso em: 25 fev. 2019.

_____. Portaria n. 342, de 4 de março de 2013. **Diário Oficial da União**, Brasília, DF, 2013a. Disponível em: <http://www.campinas.sp.gov.br/arquivos/administracao/convenios/2013/ms-port-342-04mar2013.pdf>. Acesso em: 25 fev. 2019.

_____. Portaria n. 373, de 27 de fevereiro de 2002. **Diário Oficial da União**, Brasília, DF, 2002b. <http://bvsms.saude.gov.br/bvs/saudelegis/gm/2002/prt0373_27_02_2002.html>. Acesso em: 25 fev. 2019.

_____. Portaria n. 503, de 8 de março de 2017. **Diário Oficial da União**, Brasília, DF, 10 mar. 2017a. <http://portalarquivos2.saude.gov.br/images/pdf/2017/marco/10/MINUTA-de-Portaria-SAS-Atualizacao-protese-total-de-joelho-e-quadril.pdf>. Acesso em: 25 fev. 2019.

_____. Portaria n. 529, de 1º de abril de 2013. **Diário Oficial da União**, Brasília, DF, 2 abr. 2013b. Disponível em: <http://bvsms.saude.gov.br/bvs/saudelegis/gm/2013/prt0529_01_04_2013.html>. Acesso em: 25 fev. 2019.

_____. Portaria n. 545, de 20 de maio de 1993. **Diário Oficial da União**, Brasília, DF, 20 maio 1993c. Disponível em: <http://bvsms.saude.gov.br/bvs/saudelegis/gm/1993/prt0545_20_05_1993.html>. Acesso em: 25 fev. 2019.

BRASIL. Ministério da Saúde. Portaria n. 895, de 31 de março de 2017. **Diário Oficial da União**, Brasília, DF, 3 abr. 2017b. 2017e. Disponível em: <http://bvsms.saude.gov.br/bvs/saudelegis/gm/2017/prt0895_26_04_2017.html>. Acesso em: 25 fev. 2019.

_____. Portaria n. 1.727, de 11 de julho de 2017. **Diário Oficial da União**, Brasília, DF, 2017c. 2017b Disponível em: <http://bvsms.saude.gov.br/bvs/saudelegis/gm/2017/prt1727_12_07_2017.html>. Acesso em: 25 fev. 2019.

_____. Portaria n. 2.203, de 5 de novembro de 1996. **Diário Oficial da União**, Brasília, DF, 1996. Disponível em: <http://bvsms.saude.gov.br/bvs/saudelegis/gm/1996/prt2203_05_11_1996.html>. Acesso em: 25 fev. 2019.

_____. Portaria n. 2.436, de 21 de setembro de 2017. **Diário Oficial da União**, Brasília, DF, 2017d. 2017c. Disponível em: <http://bvsms.saude.gov.br/bvs/saudelegis/gm/2017/prt2436_22_09_2017.html>. Acesso em: 25 fev. 2019.

_____. Portaria n. 2.563, de 3 de outubro de 2017. **Diário Oficial da União**, Brasília, DF, 4 out. 2017e. 2017d. Disponível em: <http://bvsms.saude.gov.br/bvs/saudelegis/gm/2017/prt2563_04_10_2017.html>. Acesso em: 25 fev. 2019.

_____. Portaria n. 3.410, de 30 de dezembro de 2013. **Diário Oficial da União**, Brasília, DF, 2 jan. 2014b. Disponível em: <http://bvsms.saude.gov.br/bvs/saudelegis/gm/2014/prt3410_30_12_2013.html>. Acesso em: 25 fev. 2019.

_____. Portaria n. 4.279, de 30 de dezembro de 2010. **Diário Oficial da União**, Brasília, 31 dez. 2010a. 2010b. Disponível em: <http://bvsms.saude.gov.br/bvs/saudelegis/gm/2010/prt4279_30_12_2010.html>. Acesso em: 25 fev. 2019.

BRASIL. Ministério da Saúde. Secretaria de Atenção à Saúde. Departamento de Atenção Especializada. **Análise do processo de contratualização dos hospitais de ensino e filantrópicos no SUS**: dificuldades, perspectivas e propostas. Brasília: Editora do Ministério da Saúde, 2010b. 2010a. Disponível em: <http://bvsms.saude.gov.br/bvs/publicacoes/analise_contratualizacao_hospitais_ensino_filantropicos.pdf>. Acesso em: 25 fev. 2019.

BRASIL. Ministério do Meio Ambiente. Conselho Nacional do Meio Ambiente. Resolução n. 358, de 29 de abril de 2005. **Diário Oficial da União**, Brasília, DF, 4 maio 2005. Disponível em: <http://www2.mma.gov.br/port/conama/res/res05/res35805.pdf>. Acesso em: 25 fev. 2019.

CÂMARA congela gastos sociais por duas décadas. **Carta Capital**, 25 out. 2016. Disponível em: <https://www.cartacapital.com.br/politica/camara-congela-gastos-sociais-por-duas-decadas>. Acesso em: 25 fev. 2019.

CARVALHO, A. I. de. Determinantes sociais, econômicos e ambientais da saúde. In: FUNDAÇÃO OSWALDO CRUZ. **A saúde no Brasil em 2030**: prospecção estratégica do sistema de saúde brasileiro – população e perfil sanitário. Rio de Janeiro: Fiocruz/Ipea/Ministério da Saúde/Secretaria de Assuntos Estratégicos da Presidência da República, 2013. p. 19-38. v. 2. Disponível em: <http://books.scielo.org/id/8pmmy/pdf/noronha-9788581100166-03.pdf>. Acesso em: 25 fev. 2019.

CASEMIRO, L. Número de usuários de planos de saúde aumenta em 128 mil, em um ano. **Extra**, 2 maio 2018. Disponível em: <https://extra.globo.com/noticias/economia/numero-de-usuarios-de-planos-de-saude-aumenta-em-128-mil-em-um-ano-22645974.html>. Acesso em: 25 fev. 2019.

CHADE, J. Porcentual de orçamento para a saúde no Brasil é próximo ao do africano. **O Estado de S. Paulo**, 17 maio 2018. Disponível em: <https://saude.estadao.com.br/noticias/geral, porcentual-de-orcamento-para-a-saude-no-brasil-e-proximo-ao-do-africano,70002312554>. Acesso em: 25 fev. 2019.

CHAMPY, J.; GREENSPUN, H. **Reengenharia na saúde**: um manifesto pela revisão radical da atenção à saúde. Tradução de Francisco Araújo da Costa. Porto Alegre: Bookman, 2012.

CHERUBIN, N. A. **A arte de ser um administrador hospitalar eficaz**. São Paulo: Loyola, 2012.

Conceitos. O que é estratégia? **Bogari Consultoria Gestão e Negócios Ltda.**, 6 jun. 2001. Disponível em: <http://www.strategia.com.br/estrategia/estrategia_corpo_capitulos_conceitos.htm>. Acesso em: 5 abr. 2019.

DUTRA, J. S. **Gestão de carreiras**: a pessoa, a organização e as oportunidades. 2. ed. São Paulo: Atlas, 2017.

ENTENDA o que está em jogo com a PEC 241. **Carta Capital**, 7 de out. 2016. Disponível em: <https://www.cartacapital.com.br/politica/entenda-o-que-esta-em-jogo-com-a-pec-241/>. Acesso em: 25 fev. 2019.

GARCIA, M.; ANGELIM, G. **Plano de negócios**. São Paulo: Catho Educação Executiva, 2010. Curso on-line.

GOMES, K. K de S. et al. Novo modelo de gestão para hospitais universitários: percepção dos profissionais de saúde. **Serviço Social & Saúde**, v. 13, n. 2, p. 283-298, jul./dez. 2014. Disponível em: <https://periodicos.sbu.unicamp.br/ojs/index.php/sss/article/view/8634910>. Acesso em: 25 fev. 2019.

HISTÓRIA da Ciência Atuarial. **Portal de Informação Atuarial (PInAt) – projeto de extensão.** Disponível em: <http://cienciasatuariaisufpb.blogspot.com/p/historia-das-ciencias-atuariais.html>. Acesso em: 25 fev. 2019.

HITT, M. A.; IRELAND, R. D.; HOSKISSON, R. E. **Administração estratégica**: competitividade e globalização. Tradução de Eliane Kanner, Maria Emilia Guttilla e All Tasks. 2. ed. São Paulo: Cengage Learning, 2008.

IESS – Instituto de Estudos de Saúde Suplementar. **É bom lembrar**: plano de saúde é o 3º maior desejo do brasileiro. 18 jul. 2016. Disponível em: <https://iess.org.br/?p=blog&id=202>. Acesso em: 25 fev. 2019.

JOHNSON, G.; SCHOLES, K.; WHITTINGTON, R. **Fundamentos de estratégia**. Tradução de Rodrigo Dubal. Porto Alegre: Bookman, 2011.

LIMA, C. R. M. de. Informação, assimetria de informações e regulação do mercado de saúde suplementar. **Encontros Bibli – Revista Eletrônica de Biblioteconomia e Ciência da Informação**, Florianópolis, n. especial, p. 132-146, 1º sem. 2006. Disponível em: <https://periodicos.ufsc.br/index.php/eb/article/view/1518-2924.2006v11nesp1p132/418>. Acesso em: 25 fev. 2019.

MACEDO, R. G. de. **Pronunciamento feito durante aniversário de 60 anos do Hospital Universitário Cajuru**. Ago. 2018.

MACIEL JUNIOR, J. N. O papel do atuário na saúde suplementar: um resumo das principais atividades nas operadoras de planos de saúde. **LinkedIn**, 29 fev. 2016. Disponível em: <https://www.linkedin.com/pulse/o-papel-do-atu%C3%A1rio-na-sa%C3%BAde-suplementar-suas-nas-de-maciel-junior>. Acesso em: 25 fev. 2019.

MANOEL JÚNIOR. A importância do cálculo atuarial. **Crédito & Mercado**, 24 jan. 2012. Disponível em: <https://www.creditoemercado.com.br/blogconsultoriaeminvestimentos/?p=1035>. Acesso em: 25 fev. 2019.

MANSILHA, S. **Comunicação corporativa**: textos básicos. [S.l.]: Edição do autor, 2013. Epub.

MAXIMIANO, A. C. A. **Introdução à teoria geral da administração**. 3. ed. São Paulo: Atlas, 2015.

OLIVEIRA, D. de P. R. de. **Estratégia empresarial e vantagem competitiva**: como estabelecer, implementar e avaliar. 8. ed. São Paulo: Atlas, 2012.

O QUE é Saúde Suplementar. **FenaSaúde**. Disponível em: <https://cnseg.org.br/fenasaude/sobre-o-setor/>. Acesso em: 28 fev. 2019.

PARANÁ. Secretaria de Saúde. **Manual do HOSPSUS**: Programa de Apoio e Qualificação de Hospitais Públicos e Filantrópicos do Sistema Único do Paraná. Curitiba, 2011. Disponível em: <http://www.saude.pr.gov.br/arquivos/File/HOSPSUS/MANUAL_HOSPSUS.pdf>. Acesso em: 25 fev. 2019.

PEREIRA, I. A. **A epopeia das misericórdias**. 3. ed. Curitiba: GN, 2000.

RAYOL, P. A. A. **Benefício assistencial e o critério econômico**. 49 f. Monografia (Bacharelado em Direito) – Universidade Federal do Maranhão, São Luís, 2017. Disponível em: <https://monografias.ufma.br/jspui/bitstream/123456789/1786/1/Paulo%20Andr%C3%A9%20Ara%C3%BAjo.pdf>. Acesso em: 25 fev. 2019.

ROBBINS, S. P. **Comportamento organizacional**. Tradução de Reynaldo Marcondes. 9. ed. São Paulo: Pearson Prentice Hall, 2002.

ROSSI, P.; DWECK, E. Impactos do Novo Regime Fiscal na saúde e educação. **Cadernos de Saúde Pública**, v. 32, n. 12, p. 1-5, 2016. Disponível em: <http://www.scielo.br/pdf/csp/v32n12/1678-4464-csp-32-12-e00194316.pdf>. Acesso em: 25 fev. 2019.

RUPPENTHAL, J. E. **Gerenciamento de riscos**. Santa Maria: Universidade Federal de Santa Maria, Colégio Técnico Industrial de Santa Maria, Rede e-Tec Brasil, 2013. Disponível em: <http://estudio01.proj.ufsm.br/cadernos_seguranca/sexta_etapa/gerenciamento_riscos.pdf>. Acesso em: 25 fev. 2019.

SANTOS, R.; BRUN, A. B. B. A política de assistência social no Brasil e os sistemas de proteções do Sistema Único de Assistência Social (Suas). **Jusbrasil**, 2016. Disponível em: <https://regilainesantos.jusbrasil.com.br/artigos/323125229/a-politica-de-assistencia-social-no-brasil-e-os-sistemas-de-protecoes-do-sistema-unico-de-assistencia-social-suas>. Acesso em: 25 fev. 2019.

SILVA, R. Q. da. Diferenças entre os contratos e convênios administrativos. **Jus.com.br**, 2012. Disponível em: <https://jus.com.br/artigos/21491/diferencas-entre-os-contratos-e-convenios-administrativos>. Acesso em: 25 fev. 2019.

SILVEIRA, D. Brasil tem mais de 207 milhões de habitantes, segundo IBGE. **G1**, 30 ago. 2017. Disponível em: <https://g1.globo.com/economia/noticia/brasil-tem-mais-de-207-milhoes-de-habitantes-segundo-ibge.ghtml>. Acesso em: 25 fev. 2019.

SPOSATI, A. Modelo brasileiro de proteção social não contributiva: concepções fundantes. In: BRASIL. Ministério do Desenvolvimento Social e Combate à Fome; UNESCO – Organização das Nações Unidas para a Educação, a Ciência e a Cultura. **Concepção e gestão da proteção social não contributiva no Brasil**. Brasília, 2009. p. 13-55.

_____. Território e gestão de políticas sociais. **Serviço Social em Revista**, Londrina, v. 16, n. 1, p. 5-18, jul./dez. 2013. Disponível em: <http://www.uel.br/revistas/uel/index.php/ssrevista/article/view/18423/14620>. Acesso em: 25 fev. 2019.

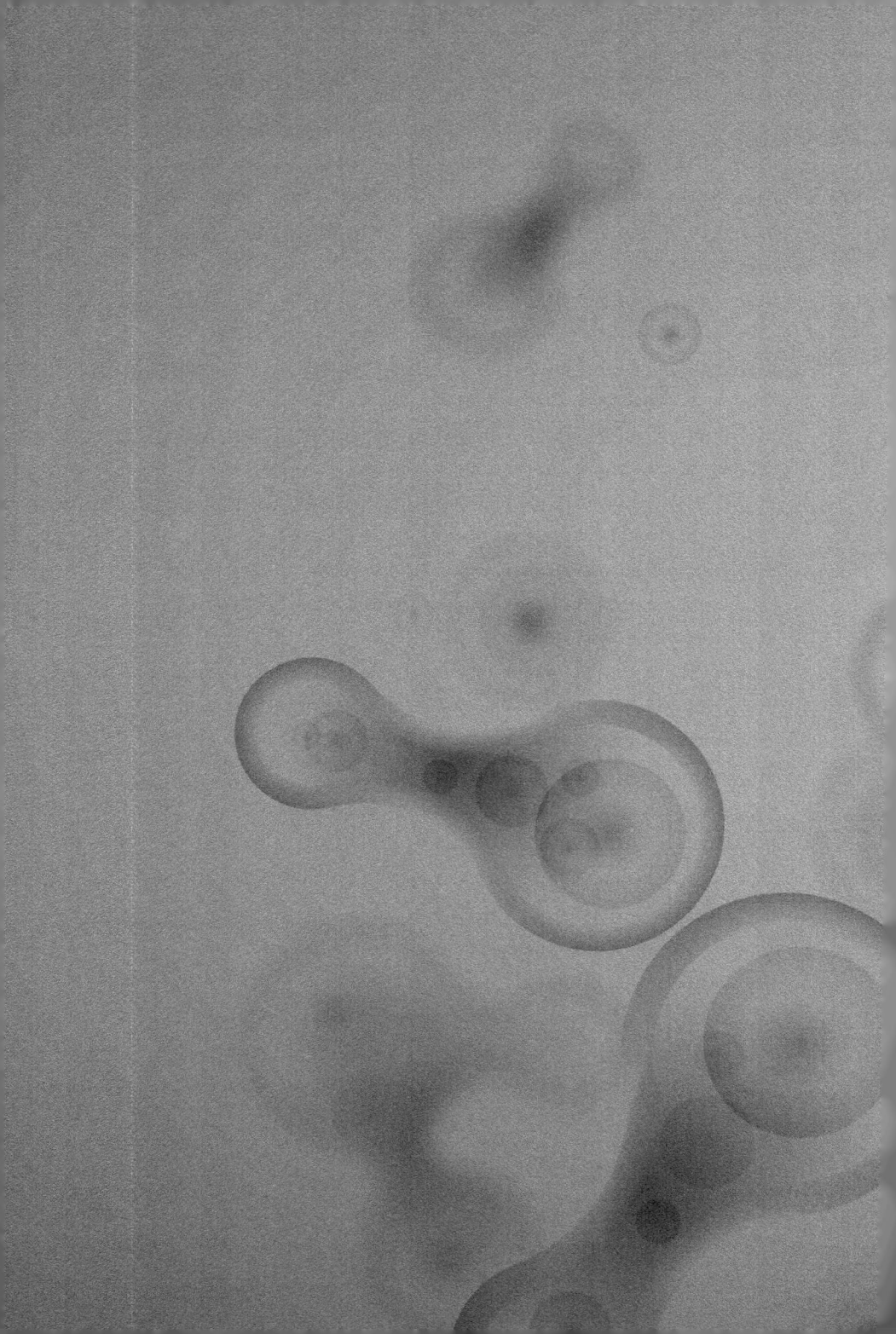

Respostas

Capítulo 1

1. b
2. c
3. b
4. b
5. d

Capítulo 2

1. b
2. d
3. b
4. c
5. c

Capítulo 3

1. c
2. d
3. c
4. b
5. c

Capítulo 4

1. d
2. c

3. a
4. b
5. b

Capítulo 5

1. c
2. a
3. a
4. d
5. b

Capítulo 6

1. b
2. a
3. b
4. b
5. a

Sobre o autor

Lourival Scheidweiler é mestre em Educação (1996) com ênfase em Estabelecimentos Universitários pela Pontifícia Universidade Católica do Paraná (PUCPR) e especialista em Administração Hospitalar (1986) pela Universidade de Ribeirão Preto (Unaerp), em Administração Universitária (2002) pela Organização Universitária Interamericana (OUI), na Université de Laval (Quebec, Canadá), e em Gestão Universitária (2016) pela PUCPR. É graduado em Ciências Econômicas (1970) pela FAE. Atuou como diretor administrativo do Hospital Universitário Cajuru (1977-1998) e como diretor-geral do Hospital de Caridade da Santa Casa de Misericórdia de Curitiba (2002-2004). Foi consultor do Núcleo de Gestão da Escola de Negócios da PUCPR (2006-2017) e idealizador e coordenador do curso de especialização em Gestão de Serviços de Saúde (2006-2017) nessa mesma instituição. É o atual coordenador do Curso MBA – Gestão e Excelência em Serviços de Saúde da Universidade Positivo (UP).

Os papéis utilizados neste livro, certificados por instituições ambientais competentes, são recicláveis, provenientes de fontes renováveis e, portanto, um meio responsável e natural de informação e conhecimento.

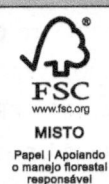

FSC
www.fsc.org
MISTO
Papel | Apoiando
o manejo florestal
responsável
FSC® C103535

Impressão: Reproset
Julho/2023